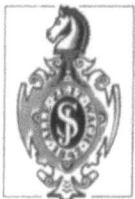

# Fachschwester Fachpfleger

Operative Medizin

Herausgegeben von
G. Gille · Essen  B. Horisberger · St. Gallen
B. Kaltwasser · Duisburg  K. Junghanns · Heidelberg
R. Plaue · Mannheim

H. W. Asbach
Ch. Herrmann-Schüssler
M. Lorenz

# Urologie

Prae- und postoperative
Behandlung und Pflege

Fortbildung

Mit 29 Abbildungen

Springer-Verlag
Berlin Heidelberg New York 1980

Priv.-Doz. Dr. Hans W. Asbach
vormals: Urologische Abteilung des
Chirurgischen Zentrums
der Universität
Im Neuenheimer Feld 110
6900 Heidelberg

jetzt: Städtische Krankenanstalten
Urologische Klinik
Lutherplatz 40
4150 Krefeld

Christine Herrmann-Schüssler
Maria Lorenz
Urologische Abteilung des
Chirurgischen Zentrums
der Universität
Im Neuenheimer Feld 110
6900 Heidelberg

ISBN-13: 978-3-540-09835-5    e-ISBN-13: 978-3-642-67528-7
DOI: 10.1007/978-3-642-67528-7

CIP-Kurztitelaufnahme der Deutschen Bibliothek
Fachschwester, Fachpfleger. - Berlin, Heidelberg, New York: Springer.
Operative Medizin/hrsg. von G. Gille ...
NE: Gille, G. [Hrsg.]
Urologie: Fortbildung/H. W. Asbach ... - 1980. -
NE: Asbach, Hans W. [Mitarb.]

Das Werk ist urheberrechtlich geschützt. Die dadurch begründeten Rechte, insbesondere die der Übersetzung, des Nachdruckes, der Entnahme von Abbildungen, der Funksendung, der Wiedergabe auf photomechanischem oder ähnlichem Wege und der Speicherung in Datenverarbeitungsanlagen bleiben, auch bei nur auszugsweiser Verwertung, vorbehalten.
Bei Vervielfältigung für gewerbliche Zwecke ist gemäß § 54 UrhG eine Vergütung an den Verlag zu zahlen, deren Höhe mit dem Verlag zu vereinbaren ist.
© by Springer-Verlag Berlin · Heidelberg 1980.

Die Wiedergabe von Gebrauchsnamen, Handelsnamen, Warenbezeichnungen usw. in diesem Werk berechtigt auch ohne besondere Kennzeichnung nicht zu der Annahme, daß solche Namen im Sinne der Warenzeichen- und Markenschutz-Gesetzgebung als frei zu betrachten wären und daher von jedermann benutzt werden dürften.
Zeichnungen: R. Gattung-Petith und A. R. Gattung-Petith.

# Vorwort

Die zunehmende Spezialisierung in vielen Bereichen der Medizin während der letzten Jahrzehnte hat das Berufsbild unserer Krankenschwestern und Pfleger nicht unberührt gelassen. Die heutige Erfahrung zeigt eindeutig, daß sich ärztlicher und pflegerischer Tätigkeitsbereich zumindest in den sogenannten Spezialfächern vielfach überschneiden. Während die Krankenpflegeausbildung jedoch vorwiegend Grundkenntnisse des Krankenpflegeberufes vermittelt, wird in Spezialfächern Fachwissen erwartet.

Unser Buch soll dazu dienen, die im urologischen Ambulanz- und Stationsbereich gebräuchlichen diagnostischen und therapeutischen Methoden zu erklären und mit dem speziellen Handwerkszeug des Urologen vertraut zu machen. Es ist das Ziel des Buches, die fachliche Kompetenz und Selbständigkeit des urologischen Pflegepersonals zu fördern.

Krefeld/Heidelberg, Mai 1980           Hans W. Asbach
                                       Christine Herrmann-Schüssler
                                       Maria Lorenz

# Inhaltsverzeichnis

| | | |
|---|---|---|
| **1** | **Einige Daten zur Geschichte der Urologie** | 1 |
| **2** | **Anatomie und Physiologie der Nieren und ableitenden Harnwege** | 3 |
| **3** | **Die urologischen Funktionsräume (Urologische Ambulanz)** | 6 |
| 3.1 | Raumaufteilung | 6 |
| 3.2 | Raumausstattung | 7 |
| 3.2.1 | Untersuchungskabine | 7 |
| 3.2.2 | Endoskopieraum | 7 |
| 3.2.3 | Labor | 7 |
| 3.2.4 | Instrumentenraum | 7 |
| 3.2.5 | Röntgenraum | 7 |
| **4** | **Der Patient in der urologischen Ambulanz** | 8 |
| 4.1 | Charakteristische Schmerzsymptomatik bei urologischen Erkrankungen | 8 |
| 4.2 | Urologische Anamnese | 11 |
| 4.3 | Urologisch-klinische Untersuchung | 11 |
| **5** | **Die Untersuchung des Urins** | 14 |
| 5.1 | Harngewinnung | 14 |
| 5.2 | Mittelstrahlurin | 14 |
| 5.3 | Katheterurin | 15 |
| 5.3.1 | Katheterismus bei Mädchen und Frauen | 15 |
| 5.3.2 | Katheterismus bei Knaben und Männern | 15 |
| 5.4 | Die suprapubische Blasenpunktion | 16 |
| 5.5 | Harngewinnung bei Säuglingen und Kleinkindern | 17 |
| 5.6 | Harndiagnostik | 17 |
| 5.6.1 | Harnfarbe | 17 |
| 5.6.2 | pH | 18 |
| 5.6.3 | Zucker, Eiweiß, Nitrit | 18 |
| 5.6.4 | Zelluläre Bestandteile und Kristalle (Harnsediment) | 18 |
| 5.6.5 | Bakteriologische Urinuntersuchung | 18 |
| 5.6.6 | Urin- und Ejakulatuntersuchung auf Pilze, Viren, Mykoplasmen, Chlamydien. Antibody-Coating | 19 |
| 5.6.7 | Urinuntersuchung auf Tuberkulose | 19 |
| **6** | **Laborchemische Untersuchungen** | 20 |
| 6.1 | Normalwerte | 20 |
| **7** | **Die Röntgenuntersuchung des Harntraktes** | 21 |
| 7.1 | Abdomenübersichtsaufnahme („Leeraufnahme") | 21 |
| 7.2 | Intravenöses Ausscheidungsurogramm (AU), Infusionsurogramm | 21 |

| 7.2.1 | Vorbereitung des Patienten | 21 |
|---|---|---|
| 7.2.2 | Kontrastmitteldosierung | 21 |
| 7.2.3 | Durchführung des Ausscheidungsurogrammes | 21 |
| 7.3 | Veratmungspyelographie | 22 |
| 7.4 | Nierentomographie | 22 |
| 7.5 | Hinweise zur Durchführung der Ausscheidungsurographie | 23 |
| 7.6 | Zystographie, Miktions-Zysto-Urethrographie (MCU) | 23 |
| 7.7 | Retrograde Urethrographie | 23 |
| 7.8 | Retrograde Pyelographie | 25 |
| 7.9 | Nierenangiographie (Arteriographie, Phlebographie) | 26 |
| 7.10 | Strahlenschutzbestimmungen | 26 |
| 7.11 | Sonographie, Nierenfunktionsszintigraphie, Computertomographie, Lymphangiographie, Knochenszintigraphie | 26 |
| **8** | **Instrumentarium zur urologischen Diagnostik und Therapie** | **27** |
| 8.1 | Katheter | 27 |
| 8.1.1 | Anwendungszweck | 27 |
| 8.1.2 | Kathetergröße | 27 |
| 8.1.3 | Katheterspitze | 27 |
| 8.1.4 | Kathetermaterial | 30 |
| 8.2 | Endoskopisches Instrumentarium | 30 |
| 8.2.1 | Urethro-Zystoskopie | 30 |
| 8.2.2 | Retrograde Pyelographie, Schlingenbehandlung | 30 |
| 8.2.3 | Ureterenkatheter (UK), Woodruff-Katheter, Schlingen | 32 |
| 8.2.4 | Harnblasenprobeexzision, Elektrokoagulation | 34 |
| 8.2.5 | Fremdkörperextraktion | 34 |
| 8.2.6 | Harnblasentamponade | 34 |
| 8.3 | Prostatabiopsie | 35 |
| 8.4 | Allgemeine Hinweise zur Durchführung von endoskopischen Eingriffen und Prostatabiopsien | 36 |
| 8.5 | Wechsel von Nephrostomiekathetern und Harnleiterschienen | 37 |
| 8.6 | Die Versorgung des Urinstomas | 38 |
| 8.7 | Reinigung, Pflege, Desinfektion und Aufbewahrung des urologischen Instrumentariums | 39 |
| 8.7.1 | Katheter | 39 |
| 8.7.2 | Endoskopisches Instrumentarium | 40 |
| 8.8 | Medikamente in den urologischen Funktionsräumen | 40 |
| **9** | **Die urologische Allgemeinstation** | **42** |
| 9.1 | Ausstattung zur Diagnostik | 42 |
| 9.2 | Ausstattung zur Behandlung | 42 |
| 9.3 | Allgemeine Diagnostik bei stationärer Aufnahme | 42 |
| 9.3.1 | Allgemeine Maßnahmen | 42 |
| 9.3.2 | Blutuntersuchungen | 42 |
| 9.3.3 | Urinuntersuchungen | 43 |
| 9.3.4 | Röntgenuntersuchungen | 43 |
| 9.4 | Spezielle präoperative Diagnostik | 43 |
| 9.4.1 | Röntgen, Schall, Isotopen | 43 |
| 9.4.2 | Funktionsprüfung anderer Organe | 44 |
| 9.4.3 | Therapeutische Konsequenzen | 44 |

| 9.5 | Die Bedeutung des 24-Stunden-Sammelurins | 44 |
|---|---|---|
| 9.5.1 | Spezifisches Gewicht, Urometer | 44 |
| 9.5.2 | Die endogene Kreatinin-Clearance | 44 |
| 9.5.3 | Quantitative Eiweißbestimmung | 45 |
| 9.5.4 | Ausscheidung von Aminosäuren | 45 |
| 9.5.5 | Normalwerte des 24-Stunden-Urins | 45 |
| **10** | **Vorbereitung zu kleinen, mittleren und großen Operationen** | 46 |
| 10.1 | Allgemeine praeoperative Vorbereitung | 46 |
| 10.1.1 | Maßnahmen am Tag vor der Operation | 46 |
| 10.1.2 | Maßnahmen am Operationstag | 46 |
| 10.2 | Kleine urologische Eingriffe | 47 |
| 10.3 | Mittlere urologische Eingriffe | 47 |
| 10.3.1 | Zusätzliche vorbereitende Maßnahmen | 47 |
| 10.4 | Große urologische Eingriffe | 47 |
| 10.4.1 | Zusätzliche vorbereitende Maßnahmen | 47 |
| 10.5 | Rasurtabelle für urologische Operationen | 48 |
| **11** | **Postoperative Versorgung** | 49 |
| 11.1 | Allgemeine postoperative Maßnahmen | 49 |
| 11.1.1 | Kontrolle der Vitalfunktionen | 49 |
| 11.1.2 | Überwachung von Harnableitungen und Wunddrainagen | 49 |
| 11.1.3 | Flüssigkeitszufuhr, Elektrolytbilanz | 49 |
| 11.1.4 | Wundabstriche, Steinanalyse | 50 |
| 11.1.5 | Verbandskontrolle | 51 |
| 11.2 | Spezielle postoperative Versorgung | 51 |
| 11.2.1 | Transurethraler Blasenverweilkatheter | 51 |
| 11.2.2 | Suprapubischer Zystostomiekatheter | 52 |
| 11.2.3 | Nephrostomiekatheter, Harnleiterschienen | 52 |
| 11.2.4 | Sonstige spezielle postoperative Maßnahmen | 53 |
| **12** | **Nomogramm zur Ermittlung der Körperoberfläche aus Größe und Gewicht** | 55 |
| **13** | **Weiterführende Literatur** | 56 |
| **14** | **Sachverzeichnis** | 57 |

# 1 Einige Daten zur Geschichte der Urologie

Das älteste urologisch interessante Objekt ist ein Harnblasenstein aus der Zeit um 5000 v. Chr., der in El-Amrah in einem prähistorischen Grab zwischen den Beckenknochen eines jungen Mannes gefunden wurde.

Die erste Anwendung eines Bronzekatheters geht aus den Schriften des Susruta (Indien, 500 v. Chr.) hervor. Die akute Harnverhaltung wurde durch Schwitzkuren behandelt; bei mangelndem Erfolg führte man den Katheter von einer perinealen Inzision aus in die Blase ein.

Die Schriften des Hippokrates (460–377 v. Chr.) behandeln u. a. die Theorien der Harnsteinentstehung sowie die Behandlung des Blasensteinleidens durch Steinschnitt.

Galenos, etwa 131 n. Chr. in Kleinasien geboren, wurde durch seine „Dogmatischen Theorien" für das medizinische Denken der folgenden Jahrhunderte bestimmend. Er definierte *die* Nierenerkrankungen als „Nephritis", die durch „Lithiasis" hervorgerufen wurden.

Paulus von Aegina beschrieb um 640 n. Chr. den Gebrauch von Öl als Gleitmittel beim Katheterismus und die Spülung der Harnblase mit einer Ohrenspritze oder einer Rinderblase.

Nachdem im 12.–18. Jahrhundert das Handwerk der Steinschneider in Italien von zahlreichen Familien betrieben wurde, gründete die Familie der Collots im 16. Jahrhundert in Frankreich die erste Schule zur Erlernung des Steinschnitts. Jacques Beaulieu (genannt Frère Jacques) entwickelte eine Methode des seitlichen Steinschnitts, die von dem Holländer Johann Rauh und dem Deutschen Lorenz Heister durch anatomische Studien der Blase und ihrer Nachbarregion weiter verbessert wurde.

Der Italiener Morgagni (1682–1771) erkannte die Bedeutung der vergrößerten Prostata als Ursache von Harnentleerungsstörungen und begründete durch exakte Sektionsstudien („De sedibus et causis morborum") die pathologische Anatomie. Die rudimentären Anhangsgebilde des Hodens und Nebenhodens werden als Morgagnische Hydatiden bezeichnet.

Die Anfänge der urologischen Endoskopie gehen auf Philipp Bozzini zurück, der 1806 in Frankfurt Kerzenlicht als „Lichtleiter" benutzte, um die Harnröhre endoskopisch zu betrachten.

1830 entwickelte der Franzose Leroy d'Etoilles den Bougie à boule in der Form, wie er heute noch gebräuchlich ist.

Auguste Mercier und Auguste Nélaton erfanden um die Mitte des 19. Jahrhunderts den Blasenverweilkatheter, Jacques-Gilles Maisonneuve um die gleiche Zeit den filiformen Bougierungskatheter.

Die interne Urethrotomie, deren Anfänge sich zu Alfonse Ferri (1530, Neapel) zurückverfolgen lassen, wurde durch bessere Geräte besonders von Gabriel Guillon, Reybard de Lyon und Joseph Charrière gefördert. Zur Bezeichnung der Instrumentendurchmesser führte Charrière eine neue Maßeinheit ein [1 Charrière (Charr., Ch.) = 1/3 mm; 1 Charr. = 1 French (F., Fr)].

Am 2. August 1869 führte Gustav Simon in Heidelberg die erste erfolgreiche Nephrektomie durch. Nachdem Billroth im gleichen Jahr die erste perineale Prostatektomie ausgeführt hatte, erfolgte die suprapubische Prostatektomie erstmals 1901 durch Peter Freyer in England. Die erste transurethrale Elektroresektion der Prostata nahm der Amerikaner Maximilian Stern 1926 vor.

Die urologische Endoskopie wurde von Maximilian Nitze vorangetrieben, der 1879 in Wien die erste Zystoskopie am Menschen vornahm. Nach der Erfindung der elektrischen Glühbirne durch Edison (1880) bauten Nitze und Leiter 1887 elektrisches Licht in das Zystoskop ein. Joachim Albarran stellte 1897 ein Zystoskop vor, durch das ein Harnleiterkatheter in die

Blase vorgeschoben und mit Hilfe eines lenkbaren Hebels in das Harnleiterostium eingeführt werden konnte.

Die röntgenologische Darstellung der Nieren durch retrograde Pyelographie wurde 1906 von Voelcker und v. Lichtenberg entdeckt. 1929 gelang v. Lichtenberg und dem Amerikaner Swick die erste qualitativ brauchbare Ausscheidungsurographie nach Injektion von Uroselektan.

# 2 Anatomie und Physiologie der Nieren und ableitenden Harnwege

Umgeben vom retroperitonealen Fettgewebe liegen die Nieren im Retroperitonealraum der hinteren Bauchwand an. Beide Nieren sind etwa gleich groß und messen beim Erwachsenen durchschnittlich 12 cm in der Länge, 6 cm in der Breite und 3 cm in der Dicke. Die arterielle Blutversorgung der Nieren erfolgt in der Regel durch eine, gelegentlich aber auch durch zwei oder drei Nierenarterien, die direkt aus der Aorta entspringen. Das venöse Blut fließt über eine oder zwei Nierenvenen in die Vena cava ab. Beide Nieren wiegen zusammen etwa 300 g. Sie besitzen eine unverhältnismäßig hohe Durchblutung, die 25% des Herzminutenvolumens beträgt. Die starke Durchblutung der Nieren dient nicht ihrer Ernährung, sondern ist Voraussetzung für die Ausscheidung harnpflichtiger Substanzen.

Jede Niere besitzt etwa 1,5 Mio. *Nephrone,* die aus *Glomerulus, Bowmanscher Kapsel* und ableitendem *Tubulus* bestehen und die wichtigste Funktionseinheit der Niere darstellen. Die Nierenarterie teilt sich bei Eintritt in die Niere in viele Äste auf, ähnlich den Zweigen eines Baumes. Die arteriellen Endäste heißen *afferente Arteriolen*. Sie treten in je ein Glomerulus ein und bilden darin etwa zehn Kapillarschlingen. Diese vereinigen sich wieder zur *efferenten Arteriole*, die den Glomerulus verläßt und sich mit anderen efferenten Gefäßen zur Nierenvene zusammenschließt. Aus der Bowmanschen Kapsel des Glomerulus entspringt das harnführende tubuläre System. Dieses setzt sich aus dem gewunden verlaufenden proximalen Tubulus, der Henle-Schleife und dem distalen Tubulus zusammen, der schließlich in ein Sammelrohr einmündet. Viele Sammelrohre bilden die Papillen, die den Harn in das Nierenhohlraumsystem leiten.

Die *Harnbereitung* erfolgt in den Kapillarschlingen der Glomeruli. Blut fließt unter Druck (Blutdruck) in die Kapillarschlingen ein. Dort wird aus dem Blut ein Ultrafiltrat abgepreßt, das frei von Zellen und Eiweiß ist, harnpflichtige Substanzen jedoch in großen Mengen enthält. Dieses Glomerulusfiltrat wird als *Primärharn* bezeichnet und beträgt beim nierengesunden Erwachsenen etwa 120 ml/min oder 180 l/24 h.

Die Aufgabe des tubulären Systems besteht darin, durch Rückresorption von Wasser die große Menge des Primärharns auf 1–2 l endgültigen Harn zu reduzieren. Bei der Passage des Primärharns durch die Tubuli werden Wasser (98–99%) und die nicht harnpflichtigen gelösten Substanzen rückresorbiert. Andere harnpflichtige Substanzen werden von den Tubuluszellen aktiv in die Tubuluslichtung sezerniert und somit im Endharn angereichert. Auf diesem Wege wird auch der metabolische Säure-Basen-Haushalt reguliert.

Während die glomeruläre Filtration ein blutdruckabhängiger physikalischer Filtrationsprozeß ist, stellen die tubulären Funktionen der Rückresorption und Sekretion aktive metabolische Leistungen dar. Die dazu nötige Energie entnimmt das aktive Nierengewebe (Tubuluszellen) dem Kohlehydrat- und Fettstoffwechsel.

Aus dem Nierenbecken fließt der Urin durch die Harnleiter in die Blase. Die *Harnleiter* sind muskulöse Schläuche von etwa 27 cm Länge. Sie treiben den Urin durch wellenförmige peristaltische Bewegung in die Harnblase. Jeder Harnleiter weist drei Engen auf, an denen Harnleitersteine steckenbleiben können. Diese physiologischen Engen befinden sich am Abgang des Harnleiters aus dem Nierenbecken, an der Kreuzungsstelle mit den Iliakalgefäßen und am Eintritt in die Blase.

Die *Harnblase* dient als Harnreservoir. Bei Füllung der Blase entsteht Harndrang. Bei der Miktion wird die Blase normalerweise vollständig (restharnfrei) entleert. Die neuromuskuläre

Steuerung der Blasenentleerung ist ein komplexer Vorgang, der das koordinierte Zusammenspiel der Blasenmuskulatur sowie der ringförmigen Blasenschließmuskeln voraussetzt.

Die *männliche Harnröhre* hat eine Länge von etwa 25 cm. Sie zieht zunächst durch die Prostata. Dort befindet sich der Colliculus seminalis, in den die aus Samenbläschen, Hoden und Nebenhoden entspringenden ableitenden Samenwege in die Harnröhre münden. In ihrem weiteren Verlauf wird die Harnröhre von den beiden Corpora cavernosa und dem Corpus spongiosum umgeben. Am Ende der Harnröhre sitzt den Schwellkörpern kappenförmig die Glans penis auf.

Die sehr viel kürzere *weibliche Harnröhre* (3–4 cm Länge) hat einen leicht bogenförnigen Verlauf und mündet direkt vor der Vagina.

Die lichte Weite (Lumen) der Harnröhre des Erwachsenen beträgt 28–30 Charr. Für Kinder bis zum 14. Lebensjahr gilt die Faustregel, daß die Harnröhrenweite in Charrière dem Lebensalter (in Jahren) plus 10 entsprechen soll. Beispiel: Bei einem 8jährigen Kind muß die Harnröhre bis 18 Charr. kalibrierbar sein.

In Abb. 2.1 sehen Sie die schematische Darstellung des aus Nieren, ableitenden Harnwegen sowie aus äußerem und innerem Genitale bestehenden männlichen Urogenitaltraktes.

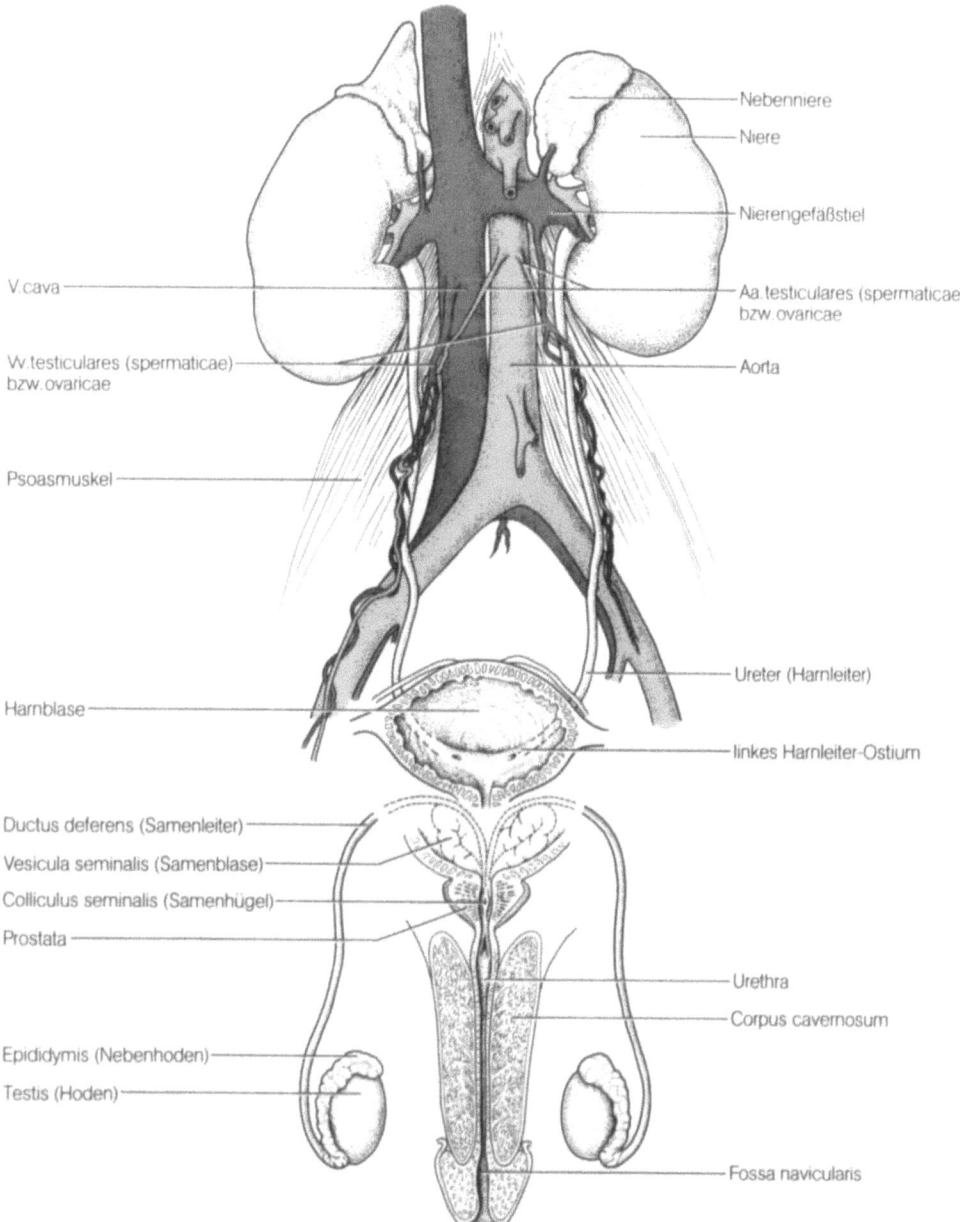

**Abb. 2.1.** Anatomischer Aufbau des (männlichen) Urogenitaltraktes

# 3 Die urologischen Funktionsräume (Urologische Ambulanz)

Für die vorstationäre und perioperative Diagnostik sowie die ambulante Nachsorge des aus stationärer Behandlung entlassenen Patienten ist ein vernünftig gegliederter urologischer Funktionstrakt wesentliche Voraussetzung. Die für die perioperative urologische Diagnostik (Endoskopie, Biopsie, spezielle urologische Röntgendiagnostik) notwendigen Räume können bei entsprechender Größe gleichzeitig die Funktion einer *urologischen Ambulanz* übernehmen.

## 3.1 Raumaufteilung

Der Funktionstrakt sollte zumindest aus einer Untersuchungskabine, einem Endoskopieraum, einem Röntgenraum, einem Raum für urodynamische Untersuchungen (Uroflowmetrie, Zystometrie), einem Urinlabor und einem Raum für die Reinigung und Sterilisation des hochempfindlichen endoskopischen Instrumentariums bestehen. Zusätzlich sollte ein Lagerraum für häufig benutzte Materialien (Katheter, Harnbeutel, Gleitmittel, Harnauffanggefäße, Röntgenkontrastmittel etc.) vorhanden sein.

In urologischen Kliniken *mit* Ambulanz hat sich die Aufteilung des Funktionstraktes in zwei Funktionskreise bewährt. Dabei haben die Patienten von den Warteräumen aus Zugang zum Urinlabor bzw. zur Toilette und zu den Untersuchungs- und Röntgenräumen, während das Personal vom Zentrum des Funktionstraktes aus in alle Räume gelangen kann (Abb. 3.1).

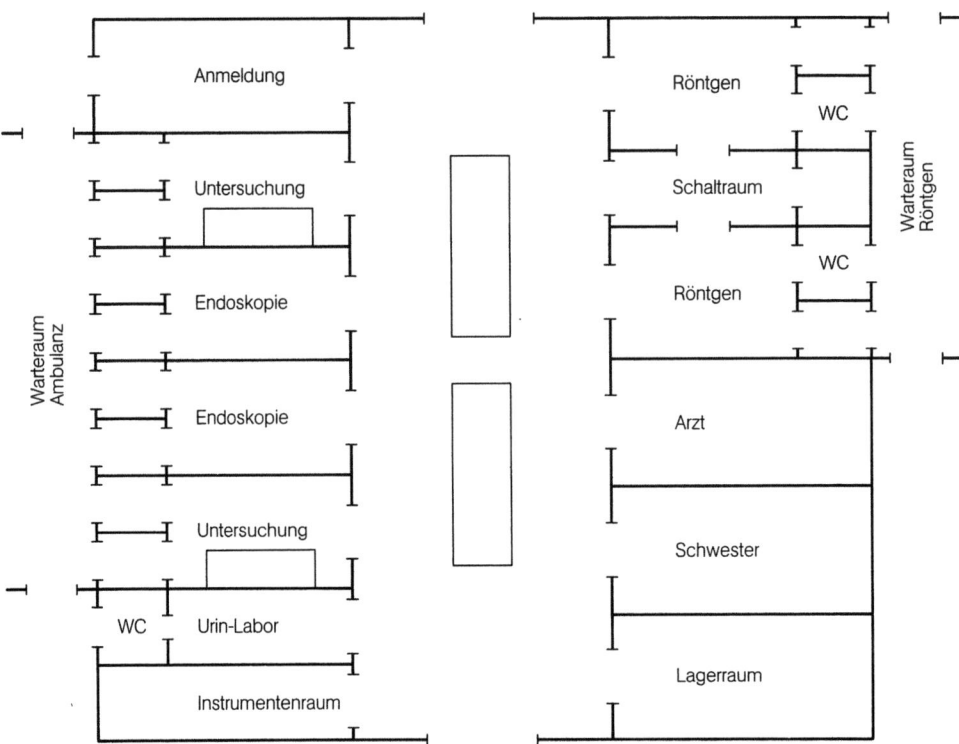

**Abb. 3.1.** Funktionsgerechte räumliche Einteilung der urologischen Ambulanz

## 3.2 Raumausstattung

### 3.2.1 Untersuchungskabine
- Untersuchungsliege mit Papierüberzug (saugfähiges Papier, Endlosrolle), fahrbarer Untersuchungshocker, zwei Stühle
- Röntgenschaukasten, Regal mit Formularen (Laborzettel etc.)
- Ablagefläche oder Wagen für notwendige Materialien:
  Desinfektionstupfer, Handschuhe, Fingerlinge,
  steriles und unsteriles Gleitmittel,
  steriles Standgefäß mit Kornzange, Pinzetten, Scheren,
  sterile Kochsalzlösung und Gefäße (Blasenspülung),
  Einmalblasenspritzen, Penisklemmen, Einmalspritzen, Kanülen, Staubinde, Blutprobenröhrchen, Desinfektionsspray, Zellstoff, Moltex-Unterlagen, steriles Verbandmaterial, Pflaster, Blutdruckmeßgerät, Fieberthermometer, Katheter, Urinbeutel
- Waschbecken, Papierhandtücher

### 3.2.2 Endoskopieraum
- Verstellbare endoskopische Untersuchungsliege mit Abflußbecken, fahrbarer Untersuchungshocker
- Fahrbares Tischchen für die Bereitstellung der endoskopischen Instrumente
- Wasseraufbereitungsanlage
- Kaltlichtprojektor, Lichtleitkabel
- Erdungselektrode, Fußschalter [Elektrokoagulation, diagnostische transurethrale Resektion (TUR)]
- Röntgenschaukasten
- Ablagefläche oder Wagen für notwendige Materialien (3.2.1)

### 3.2.3 Labor
- Sterile Gefäße für Urin und Ejakulat
- Zentrifuge, Zentrifugenröhrchen
- Objektträger, Deckgläser
- Urinteststreifen (Zucker, Eiweiß, Nitrit, pH)
- Nährböden für Urinbakteriologie (z. B. Urikult)
- Brutschrank
- Mikroskop, Stuhl

### 3.2.4 Instrumentenraum
- Zwei Instrumentenwaschbecken
- Aufbereitungsanlage für steriles und enthärtetes Wasser
- Wasserstrahlreinigungspumpe, Reinigungsbürsten, hochprozentiger Alkohol, Lösungen für Desinfektion und Kaltsterilisation
- Sterile Tücher
- Wattestäbchen, Instrumentenöl, Fett, Instrumentenfaßzange
- Instrumententrockenschrank
- Folien und Klebestreifen zum Einschweißen für die Gassterilisation

### 3.2.5 Röntgenraum
Da im Röntgenraum neben der Ausscheidungsurographie auch die instrumentelle urologische Röntgendiagnostik betrieben wird (retrograde Urethrographie, retrograde Pyelographie, MCU), sollte ein Bereitschaftswagen mit folgendem Instrumentarium vorhanden sein:
- Desinfektionstupfer, steriles Gleitmittel, Penisklemme, steriles Standgefäß mit Kornzange, Pinzetten, Scheren
- sterile Mullplatten
- Katheter, Ureterenkatheter, Schlingen
- Urinbeutel, Histoacryl (Gewebekleber)
- Plastik-Schlauchverbinder.

Zusätzlich sollte der Bereitschaftswagen Medikamente und Instrumente zur Behandlung von Kontrastmittelzwischenfällen enthalten:
- Urbason solubile forte
- Natriumbikarbonat zur Infusion
- Plasmaexpander
- Einmalspritzen, Kanülen, Braunülen, Infusionsbestecke.

# 4 Der Patient in der urologischen Ambulanz

## 4.1 Charakteristische Schmerzsymptomatik bei urologischen Erkrankungen

Die Mehrzahl urologischer Erkrankungen geht mit charakteristischen Schmerzen einher, deren Lokalisation, Intensität, Dauer und Ausstrahlung dem Urologen in Verbindung mit den Befunden von Inspektion und Palpation zumeist recht rasch den Weg zur richtigen Diagnose weisen.

Ohne im folgenden auf alle urologischen Erkrankungen einzugehen, möchten wir doch versuchen, die häufigsten Erkrankungen anhand ihrer Schmerzqualität und klinischen Symptomatik zu skizzieren.

Der Schmerz stellt in seiner vielgestaltigen Erscheinungsform das eindringlichste Symptom gravierender urologischer Krankheitsbilder dar. So muß jeder in der Urologie Tätige lernen, das Symptom Schmerz exakt zu erfassen und richtig zu deuten. Da der Harntrakt sich aus verschiedenen Gewebskomponenten aufbaut, zeigen klinisches Bild und Verlauf urologischer Erkrankungen eine recht unterschiedliche Schmerzqualität und Schmerzausbreitung. Dabei müssen wir wissen, daß die Lokalisation des Hauptschmerzes durchaus über den Urogenitaltrakt hinausgehen und Nachbarorgane miteinbeziehen kann.

Nierenorganschmerz kann stechend, dumpf oder bohrend sein. Die Niere macht sich durch Schmerzen bemerkbar, wenn die fibröse Nierenkapsel durch eine Anschwellung des Parenchyms bei Entzündungen oder Tumoren, bei einem Aufstau des Harns oder bei entzündlichen Infiltraten des umgebenden Fettgewebes gedehnt und irritiert wird. Der Hauptschmerz ist dabei im Lendendreieck lokalisiert und strahlt gewöhnlich entlang der 12. Rippe in den Oberbauch aus.

Während bei fieberhafter Erkrankung ein gleichbleibender dumpfer, bohrender Flankenschmerz die Diagnose einer Entzündung der Niere oder ihrer Umgebung nahelegt, weist ein Spannungsgefühl in der Flankenregion nach vorausgegangenem Trauma, mit oder ohne Hämaturie, auf eine Verletzung der Niere oder des oberen Harntraktes hin. Besonders die Trias posttraumatischer Flankenschmerz, Hämaturie und zunehmende lumbale Schwellung mit aufkommendem Peritonismus verlangt in jedem Fall die rasche zielgerichtete Diagnostik zum Ausschluß einer Nierenverletzung.

Dennoch gilt, daß nicht jede vom Patienten hartnäckig als Nierenschmerz bezeichnete Mißempfindung in der Flankenregion auf eine Nierenerkrankung hinweisen muß. Bei gründlicher klinischer Untersuchung lassen sich „Nierenschmerzen" nicht selten auf pathologische Veränderungen der Wirbelsäule oder der Rückenstreckmuskulatur zurückführen.

Der gleichbleibende, dumpfbohrende Flankenschmerz steht in krassem Gegensatz zu plötzlich auftretenden heftigsten Schmerzen, die in die Lendenregion einschießen, in verschiedene Etagen des Abdomens ausstrahlen und mit Übelkeit und Mikrohämaturie verbunden sind. Der erste Gedanke an eine Harnsteinkolik ist richtig, wenn der Schmerz wellenförmig an- und abschwillt, mit freiem Intervall, wie bei einer Wehe, wenn der Patient motorisch unruhig ist, herumläuft und sich vor Schmerzen krümmt.

Nierenkoliken erklären sich weitgehend aus den Vorgängen bei der Steineinklemmung. Gelangt ein Konkrement in den Harnleiter, löst es dort einen Muskelspasmus aus. Die lokale Irritation führt zur Verkrampfung des gesamten harnableitenden Systems und zur Steigerung des Druckes im Nierenbecken. Um den Stein herum entsteht ein Ödem der Harnleiterschleimhaut, das auch nach Abgang des Steines die Harnpassage noch einige Zeit behindern kann. Die gekoppelte nervale Versorgung von Harn- und

Darmtrakt führt zu Übelkeit, Brechreiz und Überblähung.

Je nach Sitz des Harnleitersteins strahlt der Schmerz in das Abdomen, die Leistengegend oder die Innenseite des Oberschenkels aus. Die Deutung der klassischen Harnleitersteinkolik ist dann erschwert, wenn von Beginn der Kolik an abdominelle Beschwerden im Vordergrund stehen, so daß eine Appendizitis oder (weibliche) Adnexitis in die differentialdiagnostischen Erwägungen miteinbezogen werden müssen.

Nierenkoliken verursachen die höchste Schmerzintensität aller spontan auftretenden Schmerzzustände, unvergeßlich und unverkennbar für den Patienten, der sie einmal erlitten hat. Obwohl Nierenkoliken überwiegend bei der Ureterolithiasis auftreten, können wir sie auch beim Abgang von Blutgerinnseln aus der Niere oder bei der Harnleiterpassage abgestoßener nekrotischer Nierenpapillen (bei der Phenacetinniere) beobachten.

Bohrender Flankenschmerz, der nach einer Nierenkolik oder dem spontanen Abgang eines Konkrementes bestehenbleibt, kann auf einen durch intrarenale Drucksteigerung entstandenen Einriß des Nierenhohlraumsystems hinweisen. Dabei tritt als Leitsymptom mit großer Regelmäßigkeit eine zunehmende peritoneale Reizung auf, die dadurch entsteht, daß der aus dem Nierenhohlraumsystem ausfließende Harn in das perirenale Gewebe eindringt und sich retroperitoneal entlang dem Psoasrand ansammelt. Um Nierenkelcheinrisse zu vermeiden, verbietet sich die mit einer erheblichen Steigerung der Harnausscheidung einhergehende Durchführung eines Infusionspyelogramms während oder kurz nach einer Nierenkolik.

Die Differentialdiagnose des plötzlich in die Flankenregion einschießenden, im Gegensatz zur Kolik aber anhaltenden Schmerzes wäre unvollständig, wenn nicht noch die Nierenarterienembolie und die Nierenvenenthrombose erwähnt würden. Beide Erkrankungen sind selten; die letztere tritt bevorzugt, aber nicht ausschließlich im Säuglings- und Kleinkindesalter bei schwerer Exsikkose auf, die erstere bei älteren Menschen mit Mitralklappenfehlern.

Im Gegensatz zum kolikartigen Schmerz kann die dumpfe, bohrende Mißempfindung in der Flankenregion Hinweis auf eine länger bestehende Harnstauungsniere sein.

Patienten, deren als selbstverständlich erachtete Funktion der Blasenentleerung plötzlich schmerzhaft gestört ist, sind zutiefst beunruhigt. Miktionsschmerz kann durch viele Umstände geprägt sein, bei richtiger Deutung aber wesentliche diagnostische Hinweise geben.

Mit dem Oberbegriff Dysurie bezeichnet der Urologe den Zustand des erschwerten Wasserlassens sowie der schmerzhaften oder krampfhaften Blasenentleerung. Die Schmerzhaftigkeit einer akuten Harnverhaltung kann wohl jeder nachvollziehen, wenn er sich an eine Situation erinnert, in der trotz prallgefüllter Blase keine Möglichkeit zur Harnentleerung bestand.

Brennende Schmerzen in Blasenregion oder Harnröhre können Anzeichen für eine akute diffuse Zystitis sein, wenn sie mit der Harnentleerung einsetzen, sich gegen Ende der Miktion steigern und danach erst langsam abklingen.

Der Begriff terminale Algurie bezeichnet Blasenschmerzen, die erst gegen Ende der Miktion auftreten. Diese beruhen in der Regel auf entzündlichen Veränderungen im Bereich des Blasenhalses. Tritt während des Wasserlassens schubweise heftigster Schmerz auf, der den Patienten zur Unterbrechung des Harnstrahles zwingt, sollte die Möglichkeit eines Fremdkörpers in der Harnblase bedacht werden.

Die akute Harnverhaltung zeichnet sich durch rasch zunehmenden Schmerz aus, der sich bis zur Unerträglichkeit steigern kann. Dabei kann der Harnfluß sowohl durch ein Hindernis in der Blase (vesikale Obstruktion) als auch in der Harnröhre (subvesikale Obstruktion) behindert sein. Als bekanntestes Beispiel für eine subvesikale Obstruktion kennen wir das Prostataadenom und die Harnröhrenstriktur des Mannes, die Harnröhrenklappen des Knaben sowie die distale Meatusstenose bei Mädchen und Frauen. Harnblasentamponade, große Blasensteine oder raumfüllende Tumoren können zur vesikalen Obstruktion führen.

Die schmerzhafte akute Harnverhaltung ist nicht mit der zumeist schmerzlosen Anurie zu verwechseln. Anurie bezeichnet eine Harnausscheidung von weniger als 100 ml/24 h und kann ursächlich durch ein akutes Nierenversagen (prärenale Anurie), akut dekompensiertes chronisches Nierenversagen (renale Anurie) oder eine Störung des Harnabflusses aus beiden Nieren (postrenale Anurie) bedingt sein. Die Anurie stellt in jedem Falle eine lebensbedrohliche Situation dar und bedarf sofortiger Abklärung. Für den Urologen steht dabei besonders der Ausschluß der postrenalen Harnabflußbehinderung im Vordergrund. Beispielsweise können beide Harnleiter durch Konkremente oder abgestoßene Nierenpapillen verstopft sein; auch kann die Kompression beider Harnleiter durch Tumoren zur postrenalen Anurie führen. Posttraumatischer Schmerz in der Harnblasenregion mit oder ohne Hämaturie muß an eine Verletzung der Harnblase oder Harnröhre denken lassen.

Während die mit einer blutigen Verfärbung des Urins einhergehende schmerzhafte Miktion ihre Ursache zumeist in einer entzündlichen Erkrankung des Harntraktes hat, stellt die plötzliche, schmerzlose Makrohämaturie häufig das erste klinisch faßbare Anzeichen einer Geschwulst der Nieren oder ableitenden Harnwege dar.

Hoden und Nebenhoden sind äußerst schmerzempfindliche Organe. Der akut einsetzende heftige und anhaltende Schmerz in Skrotum, Unterbauch und Leiste kennzeichnet die Torsion des Hodens oder seiner Anhangsgebilde, der Morgagni-Hydatiden. Der Schmerz der Torsion ist von einer deutlichen Beeinträchtigung des Allgemeinbefindens begleitet. Blässe, Kaltschweißigkeit und Übelkeit sind bei entsprechender lokaler Symptomatik eher für eine Torsion als für eine Entzündung von Hoden oder Nebenhoden typisch. Für die Differentialdiagnose ist bedeutsam, daß die Torsion nur selten bei sportlicher Betätigung, sondern überwiegend in Ruhe auftritt. Bei der Torsion kommt es zur Drehung des Hodens um seine vertikale Achse. Die Drehung kann inkomplett sein, aber auch 360° oder mehr betragen. Auffallend ist die Drehrichtung des Hodens, die stets nach innen gerichtet ist. Diese Tatsache ist von therapeutischer Bedeutung, wenn eine manuelle Detorquierung versucht wird.

Die Diagnose einer kompletten Hodentorsion läßt sich aus Anamnese, Inspektion und Palpation leicht stellen. Neben der plötzlich einsetzenden und vom Patienten als bedrohlich empfundenen Schmerzsymptomatik erkennen wir bei der Inspektion ein Ödem der geröteten Skrotalhaut, deren typische Fältelung aufgehoben ist. Der torquierte Hoden ist erheblich geschwollen und steht infolge der torsionsbedingten Verkürzung des Samenstranges höher als der gegenseitige.

Die betroffene Skrotalhälfte ist extrem berührungsempfindlich. Als weiteres Indiz für eine Hodentorsion gilt die abnorme Beweglichkeit des gegenseitigen Hodens. Erstaunlicherweise kann selbst die Stieldrehung der kleinen Hodenanhangsgebilde (Hydatiden) das klinische Vollbild einer kompletten Hodentorsion nachahmen. Die Differentialdiagnose der Hodenschwellung schließt neben entzündlichen Erkrankungen von Hoden und Nebenhoden insbesondere die Hydrozele, den Hodentumor und die Skrotalhernie ein.

Während mit heftigen Schmerzen einhergehende Verletzungen des äußeren männlichen Genitale aus Anamnese und Inspektionsbefund leicht zu diagnostizieren sind, bereitet die Paraphimose erfahrungsgemäß nicht selten diagnostische Schwierigkeiten. Dieser auch als „spanischer Kragen" bezeichnete Zustand sollte in einer urologischen Klinik nicht dadurch entstehen, daß bei einem Patienten mit enger Vorhaut nach einer Untersuchung des äußeren Genitale oder Katheterismus vergessen wird, die für die Untersuchung zurückgestreifte Vorhaut wieder über die Glans vorzuschieben.

Ziehende Beschwerden besonders in der linken Skrotalhälfte können auf eine Varikozele hinweisen. Schubweise auftretende Schmerzen im Damm und in der Kreuzbeingegend, die mit Mißempfindungen an der Penisspitze beim Wasserlassen und mit blutigem Ejakulat verbunden sein können, deuten auf eine entzündliche Erkrankung der Prostata oder Samenblasen hin.

Die Untersuchung der Wirbelsäule sollte nie unterlassen werden, weil wir wissen, daß „Nierenschmerz" nicht selten auf krankhaften Veränderungen der Wirbelsäule beruht.

## 4.2 Urologische Anamnese

Bei der anamnestischen Exploration wird der Patient zunächst nach dem aktuellen Anlaß für die urologische Konsultation befragt. Wird Schmerzsymptomatik angegeben, fragt der Untersucher nach Art, Lokalisation und eventueller Ausstrahlungsrichtung der geklagten Schmerzen. Schmerz als eindringliches Symptom vieler urologischer Erkrankungen wird den erfahrenen Untersucher zumeist auf die Fährte der zu diagnostizierenden Erkrankung leiten. Der Beginn der Symptomatik sowie die Frequenz der sich wiederholenden Schmerzattaken müssen genauso erfragt werden wie beispielsweise die Abhängigkeit der Symptome von Nahrungs- oder Flüssigkeitszufuhr. Das Miktionsverhalten mit Angabe der Frequenz der Harnentleerungen bei Tag und Nacht sollte auch dann interessieren, wenn die Miktion vom Patienten selbst als „normal" bezeichnet wird.

Die Frage nach früheren Erkrankungen sollte besonders darauf abzielen, ob infektiöse Krankheiten (z. B. Mumps, Tuberkulose) durchgemacht wurden, ob Harnsteine verloren wurden, ob eine Stoffwechselerkrankung besteht, ob Störungen des Zentralnervensystems bestanden, ob ein Bluthochdruck festgestellt wurde, und bei Frauen, wieviele Kinder geboren wurden und ob während der Schwangerschaft Harnwegsinfektionen nachgewiesen wurden.

Sich wiederholende Harnwegsinfekte bei Mädchen und Frauen sollten den Untersucher veranlassen, nach den hygienischen Gepflogenheiten zu fragen (z. B. Reinigung nach dem Stuhlgang, Häufigkeit von Baden oder Duschen, Benutzung chemischer Badewasserzusätze, Gebrauch von Intimsprays).

Die Frage nach Unfällen mit Flanken- oder Beckentrauma kann für die weitere urologische Diagnostik entscheidend sein.

Eine vorsichtig, aber gezielt erhobene Sexualanamnese kann hilfreich sein, ein zunächst unklares, aber auf den Urogenitaltrakt bezogenes Beschwerdebild bei Mann und Frau besser zu verstehen und natürlich auch besser zu therapieren.

Bei der Erhebung der Familienanamnese interessieren besonders Stoffwechselerkrankungen (z. B. Diabetes mellitus, Gicht), Nierensteinleiden, Hochdruck und Fehlbildungen des Harntraktes (z. B. zystische Nierenerkrankungen).

## 4.3 Urologisch-klinische Untersuchung

Jeder Patient sollte zumindest bei seiner Erstvorstellung einer vollständigen klinischen Untersuchung unterzogen werden. Mitunter läßt das äußere Erscheinungsbild des zu Untersuchenden bereits gewisse Rückschlüsse auf die Art der Erkrankung zu. So wird der rundliche, rotgesichtige, sich vor Koliken krümmende Patient wohl an einem Harnsäurestein leiden. Bei der hageren jungen Frau, die über ein unbestimmtes Ziehen in der Nierenregion klagt, sollte der Untersucher an eine Senkniere denken.

Das für sein Alter zu kleine Kind mit fahler, blaßbräunlicher Hautfarbe und nur schmächtig entwickelter Muskulatur sollte immer zu einer Untersuchung der Nierenfunktion veranlassen, wie der zu große Knabe mit deutlicher Fettleibigkeit des Stammes an eine andrologische Erkrankung denken lassen sollte.

Hinweise auf neurologische Erkrankungen wie M. Parkinson, zerebrale Insulte, Fazialisparese lassen sich an der Mimik erkennen. Der Zustand der Hydratation ist am Turgor des Gesichtes und der Schleimhaut von Mundhöhle und Zunge zu erkennen. Bei extremer Dehydratation wirkt das Gesicht eingefallen, die Nase ist spitz, die Lippen sind blaßbläulich, schmal und aufgerissen. Die Mundhöhle ist speichelfrei und trocken, die Zunge glanzlos, rissig, nicht selten von trockenen Borken belegt.

Bei der Untersuchung des Thorax durch Perkussion und Auskultation interessieren Größe des Herzens und Herztöne sowie Entfaltung und Belüftung der Lungen.

Die *Untersuchung der Nieren* erfolgt durch bimanuelle Palpation. Dabei sitzt der Arzt neben dem auf dem Rücken liegenden Patienten. Eine Hand des Untersuchers hebt vom Rücken des Patienten her den unteren Nierenpol an, während die andere Hand vom Abdomen her gegen das Nierenlager drückt. Dadurch kann die Niere, die sich atemsynchron bewegt, den Händen des Untersuchers fühlbar werden. Wie die Erfahrung lehrt, ist die Niere jedoch nur dann der Palpation gut zugänglich, wenn pathologische Prozesse vorliegen, die mit einer Vergrößerung des Organs einhergehen, wie z. B. akute Pyelonephritis, Zyste, Tumor, Hydronephrose. Fällt bei Kindern die Vergrößerung einer Niere auf, sollte die Diaphanoskopie mit einer starken Lichtquelle (z. B. Kaltlichtkabel) vorgenommen werden. Positive Diaphanoskopie weist dabei auf eine extreme Hydronephrose oder große Zysten hin, während negative Diaphanoskopie eher an einen soliden Tumor denken lassen muß.

Die Druckempfindlichkeit der Niere wird geprüft, indem der Untersucher das Nierenlager des Patienten mit der Kante der flachen Hand beklopft.

Während sich die Harnleiter der klinischen Untersuchung durch Palpation entziehen, sollte der Unterbauch des Patienten stets abgetastet werden. Hinter Unterbauchbeschwerden, die den Patienten mit Verdacht auf Harnleiterstein in die urologische Sprechstunde führen, verbirgt sich nicht selten eine Appendizitis oder weibliche Adnexitis.

Mit der *Palpation und Perkussion der Harnblase* läßt sich hauptsächlich der aktuelle Füllungszustand der Blase feststellen. Die als schmerzhaft empfundene Palpation des Blasenlagers kann als Hinweis auf eine akute Zystitis gelten. Die Ausdehnung von Blasentumoren kann bei entleerter Blase durch bimanuelle Untersuchung (abdomino-rektal oder abdomino-vaginal) in Narkose ermittelt werden.

Das äußere männliche Genitale wird durch Inspektion und Palpation untersucht. Bei der vorsichtigen *Palpation des Penis* kann eine Induration (z. B. Induratio penis plastica) nachgewiesen werden. Beim Versuch, die Vorhaut zurückzustreifen, erkennt man, ob und in welchem Ausmaß eine Phimose vorliegt, wie sich die äußere Harnröhrenöffnung (Meatus externus) darstellt und ob Harnröhrenausfluß vorliegt. Man vergesse bei dieser Untersuchung nie, die Vorhaut anschließend wieder vorzustreifen, um bei zu enger Vorhaut nicht eine (iatrogene) Paraphimose zu erzeugen. Die *Palpation der Hoden und Nebenhoden* gibt Aufschluß über deren Größe, Konsistenz und (abnorme) Beweglichkeit. Varikozelen und Spermatozelen lassen sich ertasten. Eine solide Hodenvergrößerung kann durch Diaphanie von einer Hydrozele abgegrenzt werden.

Bei der Inspektion des *äußeren Genitale der Frau* achtet man besonders auf die äußere Harnröhrenmündung (Stenose, Karunkel).

Die *rektale Untersuchung* kann am vornübergebeugten Patienten oder in Knie-Ellenbogen-Lage vorgenommen werden. Sie gestattet die direkte palpatorische Beurteilung der Prostata. Der geübte Untersucher ist dabei in der Lage, zwischen entzündlichen (Prostatitis, Tbc) und bösartigen Erkrankungen der Prostata (Karzinom) zu differenzieren.

Während die Samenblasen bei der rektalen Untersuchung nicht immer erreichbar sind, sollte der rektal untersuchende Finger den Enddarm immer nach Veränderungen der Darmschleimhaut (Hämorrhoiden, Tumoren) abtasten und den Tonus des Analsphinkters beurteilen.

Für die rektale Untersuchung benötigt der Arzt Einmalhandschuhe, einen Fingerling und Gleitmittel (Abb. 4.1).

Bei der *Untersuchung der Lymphknoten* sollte auf vergrößerte inguinale und subinguinale Lymphknoten geachtet werden, die auf eine entzündliche oder maligne Erkrankung im Bereich des äußeren Genitale hinweisen können.

Bei Verdacht auf eine neurogene Harnblasenentleerungsstörung wird eine *neurologische Basisuntersuchung* durchgeführt. Zunächst prüft man die sensorische Innervation der Perianalre-

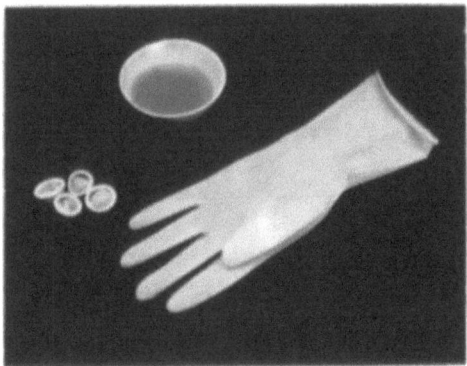

**Abb. 4.1.** Zur rektalen Untersuchung benötigte Gegenstände: Handschuhe, Fingerlinge und (unsteriles) Gleitmittel

gion, des Gesäßes und der Oberschenkel. Eine Hypästhesie oder Anästhesie in diesen Bereichen kann mit einer sensorischen oder motorischen Innervationsstörung der Blase einhergehen. Der Tonus des Analsphinkters wird bei der rektalen Untersuchung beurteilt. Ein spastischer oder fehlender Bulbocavernosus-Reflex (Kontraktion des Analsphinkters bei Kompression der Glans penis oder Druck auf die Klitoris) kann diagnostische Hinweise auf bestimmte nervale Läsionen geben.

Zu jeder urologischen Durchuntersuchung gehört die *Messung des Blutdruckes*. Wird ein stark erhöhter Blutdruck festgestellt, sollte die Messung ggf. mehrfach wiederholt werden.

# 5 Die Untersuchung des Urins

Die Harnanalyse stellt neben der klinischen Untersuchung die wichtigste Basisuntersuchung in der Urologie dar. Je nach Ergebnis der Urinuntersuchung legt der Urologe die Reihenfolge weiterer diagnostischer Verfahren fest.

Voraussetzung für eine aussagekräftige Harnanalyse ist die Untersuchung des frisch gelassenen Urins. Da die Urinuntersuchung die Harnbakteriologie miteinschließen sollte, sind Harngewinnung und Zeitraum bis zur Harnaufarbeitung von ausschlaggebender Bedeutung. Vom Patienten mitgebrachte Urinproben eignen sich höchstens zur Durchführung eines allgemeinen Harnstatus, nicht aber für eine verläßliche bakteriologische Untersuchung.

## 5.1 Harngewinnung

Grundsätzlich kann der zu untersuchende Urin durch spontane Harnentleerung *(Spontanurin, Mittelstrahlurin)*, durch Einführen eines Blasenkatheters *(K-Urin)* oder durch suprapubische Blasenpunktion *(Punktionsurin)* gewonnen werden. Bei Säuglingen und Kleinkindern läßt sich der Urin in aufgeklebten sterilen Beuteln auffangen.

## 5.2 Mittelstrahlurin

Bei Männern und Knaben verwendet der Urologe für die Harnuntersuchung üblicherweise Mittelstrahlurin. Für die Gewinnung einer optimalen Harnprobe sind folgende Punkte beachtenswert:

— Die Harnentleerung sollte *vor* der rektalen Untersuchung der Prostata erfolgen, damit der Harn nicht mit Prostata-Sekret vermischt ist.

— Der Patient soll die Vorhaut zurückstreifen, Glans und insbesondere Harnröhrenmündung (Meatus externus) mit zwei Desinfektionstupfern (z. B. Oxyzyanat, 0,1%) reinigen.
— Anschließend wird der Urin entleert und eine Probe der mittleren Harnportion in einem sterilen Gefäß aufgefangen.
— Die Urinprobe muß sofort aufgearbeitet werden: Harnstatus, Sediment, Bakteriologie.

Bei Frauen und Mädchen ist die Gewinnung von Mittelstrahlurin naturgemäß problematischer. Bei kooperationsbereiten Patientinnen kann für eine erste orientierende Urinanalyse mit Bakteriologie eine Probe des Mittelstrahlurins aber durchaus genügen, wenn folgende Punkte beachtet werden:

— Die Patientin sitzt mit weit gespreizten Beinen auf der Toilette.
— Die kleinen Labien werden mit der linken Hand gespreizt
— Die rechte Hand reinigt dreimal mit je einem frischen Desinfektionstupfer die periurethrale Region dammwärts.
— Danach wird der Harn im Strahl entleert und eine Probe der mittleren Portion in einem sterilen Gefäß aufgefangen.

Für die Gewinnung einer unkontaminierten Probe des Mittelstrahlurins gelten folgende Voraussetzungen:

— Exakte Unterweisung durch erfahrenes Personal
— Hilfestellung, falls erforderlich
— Genügend großer Toilettenraum, der nur für die diagnostische Harngewinnung benutzt werden darf. Desinfektionstupfer, Waschgelegenheit und Papierhandtücher müssen vorhanden sein. Sinnvollerweise sollte der Toilettenraum eine Durchreiche zum Urinlabor besitzen. Dem Patienten wird

das sterile Uringefäß in die Toilette gereicht und sofort nach Abgabe der Harnprobe zurückgenommen.

## 5.3 Katheterurin

### 5.3.1 Katheterismus bei Mädchen und Frauen

Der Einwand, daß es bei Frauen nicht möglich sei, durch Mittelstrahlurin eine unkontaminierte, also für die bakteriologische Harnuntersuchung brauchbare Urinprobe zu erhalten, hat dazu geführt, daß der Urologe bei Mädchen und Frauen zumindest für die bakteriologische Harnuntersuchung überwiegend Katheterurin benutzt.

Die Gewinnung von K-Urin durch urologisch geschultes Personal ist problemlos und nicht schmerzhaft und beinhaltet kein Risiko der Keimeinschleppung in die Harnblase, wenn folgende Regeln beachtet werden (Abb. 5.1):

– Zunächst wird ein steril verpackter Einmalkatheter vorbereitet. Die äußere Hülle des Katheters wird entfernt und eine Ecke der inneren Plastikhülle im Bereich der Katheterspitze mit einer sterilen Schere abgeschnitten. Eine mit sterilem Gleitmittel gefüllte Tüte wird aufgerissen, der Katheter einige Zentimeter aus der Hülle vorgeschoben und in den Gleitmittelbeutel eingeführt.

– Die Patientin liegt mit weit gespreizten Beinen auf der Untersuchungsliege. Die Schwester spreizt mit ihrer linken Hand die kleinen Labien der Patientin und reinigt mit der rechten Hand die periurethrale Region. Dabei sollen drei Desinfektionstupfer benutzt werden; mit jedem Tupfer wird *einmal* von der Harnröhrenöffnung dammwärts gefahren.

– Der bereits vorbereitete sterile Einmalkatheter wird von der rechten Hand der Schwester so gefaßt, daß lediglich die Spitze des Katheters frei liegt, der überwiegende Teil aber noch von der Plastikhülle bedeckt ist. In diesem Bereich wird der Katheter gefaßt und in die Blase eingeführt. Ein Harnauffanggefäß ist nicht notwendig, da sich die Harnprobe in der am gegenseitigen Ende noch verschlossenen sterilen Plastikhülle des Katheters sammelt. Man kann den Katheter natürlich auch aus der inneren sterilen Hülle herausnehmen und mit der Hand (steriler Handschuh!) oder mittels steriler Pinzette einführen.

Seit einiger Zeit ist für die Gewinnung von K-Urin bei Frauen ein steril verpackter Invaginationskatheter (Inva-Byk) erhältlich. Nach Reinigung der periurethralen Region wird dieser in sich aufgerollte Katheter mit sterilem Gleitmittel benetzt, auf die äußere Harnröhrenöffnung der Patientin aufgesetzt und mittels einer sterilen Einmalspritze entfaltet. Dabei gleitet der Katheter durch die Harnröhre in die Blase. Die Urinprobe wird durch Aspiration mit der Spritze gewonnen.

### 5.3.2 Katheterismus bei Knaben und Männern

Bei Knaben und Männern ist das Einführen eines Katheters in die Blase wegen der anatomischen Verhältnisse der männlichen Harnröhre (größere Länge, gewundener Verlauf) schwieriger und gefährlicher als bei Frauen. Die Sondierung der männlichen Harnröhre mit Kathetern oder Endoskopen ist für den Patienten immer unangenehm und kann recht schmerzhaft sein.

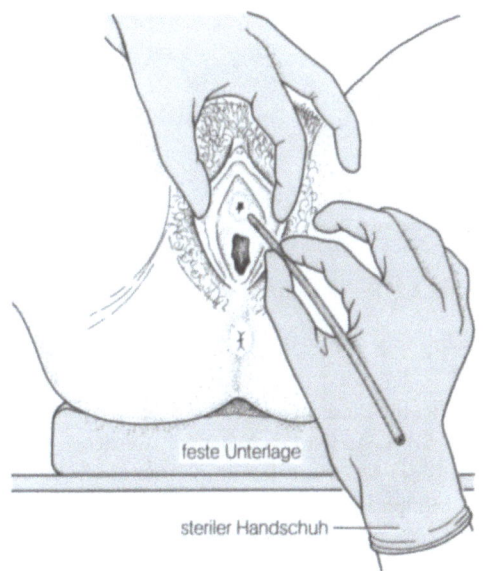

**Abb. 5.1.** Katheterismus bei Mädchen und Frauen

## Die Untersuchung des Urins

Der Patient sollte vor einer instrumentellen Untersuchung der Harnröhre durch ein kurzes Gespräch über die Art des Eingriffes informiert werden. Zum Katheterismus soll sich der Patient möglichst entspannt auf einer Liege befinden.

Nach Reinigung von Glans und äußerer Harnröhrenmündung mit drei Desinfektionstupfern wird *steriles* Gleitmittel in die Harnröhre instilliert. Dazu wird heute zumeist Instillagel benutzt, das zusätzlich ein Schleimhautanästhetikum enthält. Die Instillation muß langsam erfolgen, damit das Gleitmittel nicht in die Blase getrieben wird, sofern die Harnröhrenschleimhaut gleichmäßig benetzt. Nach der Instillation klemmt man den Penis für einige Minuten mit einer speziellen Penisklemme ab, damit das Gleitmittel nicht ausfließen kann. In der Zwischenzeit wird der Katheter vorbereitet, wie bereits beschrieben. Nach Abnehmen der Penisklemme streckt die linke Hand des Pflegers den Penis straff nach oben, während mit der rechten Hand der Katheter unter lockerem und gleichmäßigem Druck eingeführt wird (Abb. 5.2). Katheter mir gebogener Spitze werden so eingeführt, daß die Spitze zum Bauch des Patienten zeigt. Bei einem Widerstand in der Harnröhre ziehen Sie den Katheter einige Zentimeter zurück und schieben ihn dann unter leichter Drehbewegung erneut vor. Läßt sich das Hindernis dennoch nicht überwinden, vermeiden Sie zu bohren, sondern brechen den Katheterismus ab und informieren den Arzt.

### 5.4 Die suprapubische Blasenpunktion

Eine Alternativmöglichkeit für die Harngewinnung zur bakteriologischen Diagnostik stellt die suprapubische Blasenpunktion dar. Die Blasenpunktion ist einfach durchzuführen, schmerzlos und komplikationsfrei, wenn folgende Regeln beachtet werden:

— Keine Blasenpunktion, wenn der Unterbauch des Patienten Narben nach vorausgegangenen Operationen aufweist. Durch Verziehung der peritonealen Umschlagfalte und Adhäsion von Dünndarmschlingen wäre die Gefahr der Darmperforation zu groß.

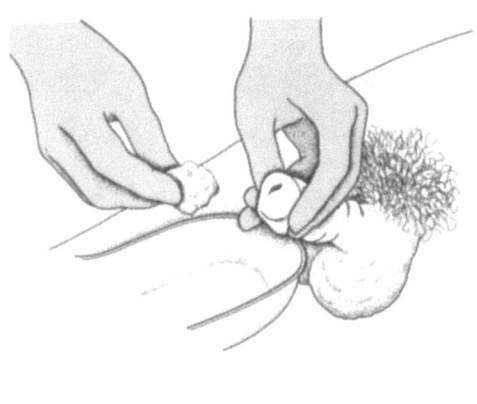
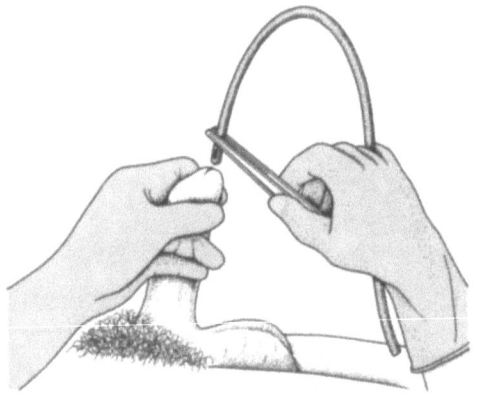
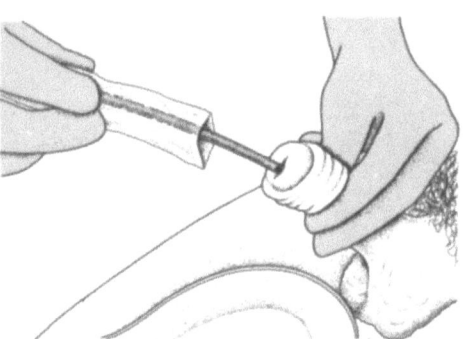

Abb. 5.2. Katheterismus bei Knaben und Männern

— Keine Blasenpunktion bei Patienten, die mit Antikoagulantien behandelt werden.
— Vor der Punktion muß man sich durch Palpation und Perkussion davon überzeugen, daß die Blase ausreichend gefüllt ist (Abb. 5.3), notfalls abwarten, Flüssigkeitszufuhr, evtl. Gabe von Lasix.

# Harndiagnostik

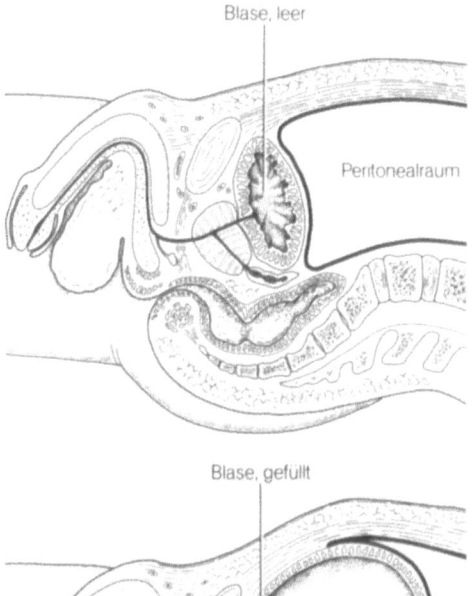

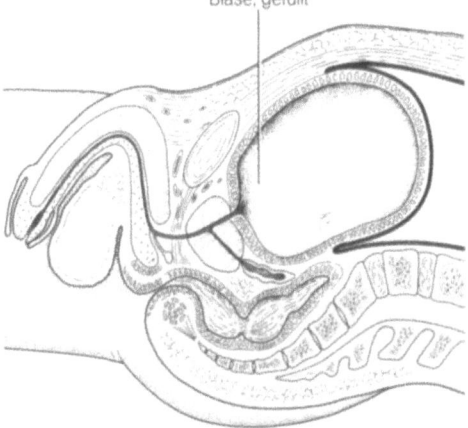

**Abb. 5.3a, b.** Unterschiedliche Blasenfüllung zur Beachtung bei suprapubischer Blasenpunktion. Leere Blase: Punktion nicht möglich (**a**); gefüllte Blase: Punktion möglich (**b**)

**Durchführung der Blasenpunktion.** Nach Desinfektion der Einstichstelle wird die Haut in der Mittellinie 1–2 Querfinger oberhalb der Symphyse punktiert. Eine Lokalanästhesie ist nicht grundsätzlich notwendig. Zur Punktion benutzt man eine 10-ml-Plastikspritze mit einer üblichen Punktionskanüle, Größe 1 oder 2. Nur bei sehr adipösen Patienten braucht man eine längere Nadel. Nach Punktion der Haut wird die Nadel zügig vorgeschoben. Der Einstichwinkel (Winkel zwischen Bauchhaut und Punktionskanüle) muß 90° betragen, d.h. die Punktion muß senkrecht zur Bauchhaut erfolgen. Bei falscher Punktionsrichtung kann man in Symphyse, Prostata oder Bauchhöhle geraten. Unter leichter Aspiration wird die Nadel soweit eingestochen, bis sich Urin aspirieren läßt. Nach Entfernen der Nadel genügt es, die Einstichstelle mit einem Pflaster zu versorgen.

Nach einer ambulant durchgeführten Blasenpunktion sollte der Patient daraufhingewiesen werden, daß eine Blasenblutung auftreten *kann*.

## 5.5 Harngewinnung bei Säuglingen und Kleinkindern

Grundsätzlich stehen zur Harngewinnung bei Säuglingen und Kleinkindern drei Möglichkeiten zur Verfügung: die provozierte Spontanmiktion, selbstklebende sterile Urinauffangbeutel und die Blasenpunktion.

Bei der provozierten Spontanmiktion wird dem Kind zunächst Flüssigkeit angeboten, evtl. versetzt mit Lasix (0,5 mg/kg). Etwa 15 min nach der Flüssigkeitsaufnahme wird das Kind von der Mutter oder einer Helferin bäuchlings gehalten und die Rückenhaut beiderseits der Lendenwirbelsäule und im Bereich des Kreuzbeins sanft gestrichelt (Reflex nach Perez). Der in der Regel dann entleerte Urin wird nach vorheriger Desinfektion der Harnröhrenöffnung in einem sterilen Gefäß aufgefangen.

Läßt sich die Miktion nicht provozieren, kann ein steriler Klebebeutel benutzt werden. Man muß sich dann gedulden, bis das Kind spontan Wasser läßt.

Alternativ steht die Blasenpunktion zur Verfügung, die an die gleichen Voraussetzungen wie beim Erwachsenen gebunden ist und ausschließlich von geübter Hand vorgenommen werden sollte. Von der Uringewinnung mittels Katheter ist bei Säuglingen und Kleinkindern abzuraten.

## 5.6 Harndiagnostik

Für die urologische Diagnostik sind Harnfarbe, pH, Zucker-, Eiweiß- und Nitritgehalt (qualitativ), zelluläre Bestandteile und Kristalle (qualitativ) sowie der Bakteriengehalt (möglichst quantitativ) von Bedeutung.

### 5.6.1 *Harnfarbe*
Der normale Urin ist von hell- bis dunkelgelber Farbe, abhängig von der Menge der ausgeschie-

denen gelben und roten Farbstoffen, die Urochromogene genannt werden. Der Urin niereninsuffizienter Patienten hat eine helle, strohgelbe Färbung. Harnverfärbungen können durch pathologische Farbstoffe wie Porphyrine, Homogentisinsäure oder durch Arzneimittel wie z. B. Pyramidon entstehen. Nach dem Genuß von roten Rüben nimmt der Urin eine rötliche Farbe an. Blutbeimengungen verfärben den Harn fleischwasserfarben bis burgunderrot, je nach Ausmaß der Blutung. Ein lackfarbener Urin kann auf eine Hämoglobulinurie hinweisen.

### 5.6.2 pH
Der Urin reagiert bei normaler Kost sauer, mit einem pH zwischen 4 und 6. Bei Harnwegsinfektionen mit Bakterien, die Urease enthalten (z. B. Proteus vulgaris) und den Harnstoff unter Bildung von Ammoniumcarbonat spalten, wird der Harn alkalisch. Der Harn-pH wird heute üblicherweise mit Kombinations-Teststreifen bestimmt.

### 5.6.3 Zucker, Eiweiß, Nitrit
Diese Untersuchungen erfolgen wie die Bestimmung des pH mit Kombinations-Teststreifen. Bei einer Glukosurie denken wir zunächst an einen Diabetes mellitus. Glukoseausscheidung im Harn wird aber auch bei tubulären Nierenerkrankungen und in der Schwangerschaft beobachtet.
Die Proteinurie ist ein Hauptsymptom glomerulärer Nierenerkrankungen und sollte, falls mehr als 150 mg Eiweiß pro 24 h ausgeschieden werden, Anlaß zu einer ausgiebigen nephrologischen Durchuntersuchung sein.
Ein positiver Nitritnachweis im Urin weist auf eine Harnwegsinfektion mit einer hohen Keimzahl ($10^5$–$10^6$/ml) stoffwechselaktiver Bakterien hin, welche die Nitrate des Urins zu Nitrit reduzieren können.

### 5.6.4 Zelluläre Bestandteile und Kristalle (Harnsediment)
Bei der mikroskopischen Urinanalyse wird üblicherweise das *Harnsediment* untersucht. Dazu werden etwa 10 ml der Harnprobe 3 min bei 3000 Umdrehungen/min zentrifugiert. Der Überstand wird abgegossen, vom aufgeschüttelten Bodensatz wird ein Tröpfchen auf einen Objektträger aufgebracht, mit einem Deckglas bedeckt und bei schwacher Vergrößerung unter dem Mikroskop betrachtet. Den Urologen interessiert der qualitative Gehalt des Sediments an Erythrozyten, Leukozyten, Epithelien, kristallinen Sedimentbestandteilen (Urate, Phosphate, Oxalate, Zystinkristalle) sowie an Harnzylindern. Für spezielle Harnuntersuchungen [z. B. Harnfärbungen, quantitative Sedimente (Addis-Count)] muß auf entsprechende Lehrbücher verwiesen werden.
Zur Bedeutung des 24-Stunden-Sammelurins s. 9.5

### 5.6.5 Bakteriologische Urinuntersuchung
Der Zeitraum von der Harngewinnung bis zum Beginn der bakteriologischen Aufarbeitung muß so kurz wie möglich sein, weil die sonst eintretende Vermehrung der Keime eine Aussage über die tatsächliche *Keimzahl/ml Urin* unmöglich macht. Grundsätzlich muß der Urin zur Hemmung der Keimvermehrung bis zur bakterologischen Aufarbeitung im Kühlschrank aufbewahrt werden. Der bakteriologische Befundbericht des Labors enthält Angaben über *Keimart, Keimzahl/ml, Resistenzlage* des Keimes gegenüber Antibiotika (Antibiogramm) und über das Vorhandensein sog. *Hemmstoffe*, die auf eine kurz zuvor erfolgte antibiotische Behandlung hinweisen.
Falls ein längerer Transport des Urins zu einem bakteriologischen Labor notwendig ist, beginnt die bakteriologische Harnuntersuchung in der urologischen Ambulanz mit Fertig-Sets (*Eintauchverfahren*, z. B. Urikult). Dabei wird ein mit zwei verschiedenen Nährböden doppelseitig beschichteter Objektträger kurz in den frisch gewonnenen Urin eingetaucht und danach sofort in einem sterilen Plastikcontainer verpackt und für 24 h bei 37° C bebrütet. Bereits nach dieser Zeit lassen sich sterile von infizierten Urinen unterscheiden. Durch den Vergleich der mit Bakterienkolonien bewachsenen Nährböden mit einer Vergleichsskala läßt sich eine Aussage über die Keimzahl/ml machen. Die keimbesiedelten Nährböden müssen zur Keimdifferenzierung und antibiotischen Austestung dann allerdings in ein bakteriologisches Labor geschickt werden.

Eine *signifikante Bakteriurie* liegt bei einer Keimzahl ab *100 000 Keimen/ml* Urin vor. Bei geringerer Keimzahl sollte der Harn nochmals bakteriologisch kontrolliert werden. Keimzahlen um 1000/ml deuten in aller Regel auf eine Kontamination bei der Harngewinnung oder Aufbereitung hin.

### 5.6.6 Urin- und Ejakulatuntersuchung auf Pilze, Viren, Mykoplasmen, Chlamydien.
#### Antibody-Coating

Neben der üblichen bakteriologischen Untersuchung können Harn und Ejakulat bei besonderer Fragestellung auch z. B. auf Pilze, Viren, Mykoplasmen, Trichomonaden und Chlamydien untersucht werden. Die genannten Untersuchungen sind teilweise recht aufwendig und an spezielle Labors gebunden.

Mit Hilfe der immunologischen Untersuchung des *Antibody-Coating* läßt sich feststellen, ob eine Harnwegsinfektion auf einer echten Pyelonephritis, Zystitis, Prostatitis beruht oder ob nur ein sog. Infekt des Hohlraumsystems des Harntraktes ohne Organbeteiligung vorliegt.

### 5.6.7 Urinuntersuchung auf Tuberkulose

Für den Nachweis von Tuberkelbakterien stehen grundsätzlich drei Methoden zur Verfügung. Von diesen hat das Färbeverfahren des Harns nach Ziehl-Neelsen nur relativ geringe Aussagekraft, da nicht nur Tuberkelbakterien, sondern alle säurefesten Stäbchen des Urins, also beispielsweise auch die Smegmabakterien, angefärbt werden.

Der Beweis von Tuberkelbakterien im Urin wird durch *kulturelle Züchtung* auf speziellen Nährböden oder durch den *Meerschweinchen-Tierversuch* erbracht. Tbc-Kultur und Tierversuch sind zeitaufwendig. Bei der Kultur liegt das Ergebnis frühestens nach 5 Wochen, beim Tierversuch sogar erst nach 8 Wochen vor.

Zum Ausschluß bzw. Nachweis einer Urotuberkulose wird der Morgenurin von drei aufeinanderfolgenden Tagen in getrennten Gefäßen aufgefangen. Die Gefäße brauchen nicht notwendigerweise steril zu sein. Bis zur Abgabe der Proben in der Untersuchungsstelle soll der Urin aber im Kühlschrank aufbewahrt werden, um eine bakterielle Überwucherung der Tuberkelbakterien zu vermeiden, da sonst mit einem Mißlingen der Kultur und besonders auch des Tierversuches gerechnet werden muß.

Zum Ausschluß einer tuberkulösen Erkrankung der männlichen Adnexe (Prostata. Samenblasen, Hoden, Nebenhoden) wird die Untersuchung des *Ejakulats* mittels Tbc-Kultur und Tierversuch durchgeführt. Verschließbare Plastikbecher zum Auffangen des Ejakulates sollten in der Ambulanz vorrätig sein (Abb. 5.4). Der Patient muß angehalten werden, die Becher innen nicht zu berühren.

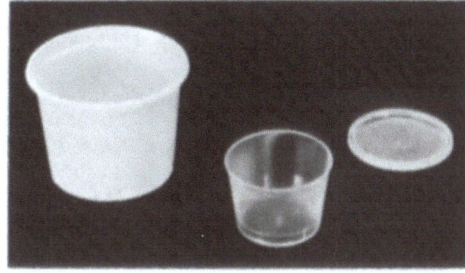

**Abb. 5.4.** Sterile Einmalbecher aus Plastik zur bakteriologischen Untersuchung. *Links:* steriler Urinbecher; *rechts:* steriler Becher für Ejakulat, mit Deckel verschließbar

# 6 Laborchemische Untersuchungen

Je nach Art der vermuteten Erkrankung werden einige oder alle der im folgenden aufgeführten laborchemischen Tests vorgenommen. Die Blutentnahme erfolgt in der Untersuchungskabine. Bei Patienten, bei denen ein Ausscheidungsurogramm durchgeführt wird, kann die Blutentnahme mit der Injektion des Kontrastmittels gekoppelt werden. Die für die Blutentnahme notwendigen Materialien (Staubinde, Tupfer, Desinfektionsmittel, Einmalspritzen verschiedener Größen, Einmalkanülen verschiedener Größe, Pflaster, Probenröhrchen) sollten in jeder Untersuchungskabine in ausreichender Menge vorhanden sein. Um Verwechslungen zu vermeiden, sollten Sie die Probenröhrchen sofort nach der Blutentnahme mit den Patientendaten beschriften, die Begleitzettel ausfüllen, die gewünschten Untersuchungen ankreuzen und die Proben zum Transport in das Labor bereitstellen.

## 6.1 Normalwerte

|  | *Bisherige Einheiten* | *S.I.-Einheiten* |
|---|---|---|
| *Vollblut* | | |
| BKS | 2/5 | 2/5 |
| Erythrozyten | 4–5 Mio./mm$^3$ | 4–5 T/l (Tera pro Liter) |
| Hämoglobin | 12–16 g/100 ml | 7,45–10,1 mmol/l |
| Hämatokrit | 37–51% | 37–51% |
| Leukozyten | 5000–8000 /mm$^3$ | 5–8 G/l (Giga pro Liter) |
| Thrombozyten | 200 000–300 000/mm$^3$ | 200–300 G/l |
| Retikulozyten | 7–15/10$^3$ Ery | 7–15 /10$^3$ Ery |
| *Serum* | | |
| Natrium | 135–147 mval/l | 135–147 mmol/l |
| Kalium | 4–4,8 mval/l | 4–4,8 mmol/l |
| Chlorid | 98–107 mval/l | 98–107 mmol/l |
| Calcium | 4,2–5,6 mval/l<br>9–10,8 mg/100ml | 2,1–2,8 mmol/l |
| Phosphor (anorganisch) | 1,5–2,6 mval/l | 0,83–1,44 mmol/l |
| Harnsäure | 2–6 mg/100 ml | 119–357 µmol/l |
| Harnstoff | 23–25 mg/100 ml | 3,8–5,8 mmol/l |
| Rest-N | 21–31 mg/100ml | 15–22,1 mmol/l |
| Harnstoff-N (BUN) | 4,7–23 mg/100ml | 1,7–8,3 mmol/l |
| Kreatinin | 0,6–1,0 mg/100ml | 53–88,4 µmol/l |
| Parathormon | 2–30 pmol/l | 2–30 pmol/l |
| *Blutgasanalyse („Astrup")* | | |
| pH | 7,36–7,42 | 7,36–7,42 |
| pCO$_2$ (arteriell) | 33–45 mmHg | 4,4–6,0 kPa (Kilo-Pascal) |
| pO$_2$ (arteriell) | 75–96 mmHg | 10–12,8 kPa |
| Standard-Bicarbonat | 22–26 mval/l | 22–26 mmol/l |
| Basenüberschuß (BE) | −2 bis +2 mval/l | −2 bis +2 mmol/l |
| pCO$_2$ (venös) | 40–45 mmHg | 5,3–6,0 kPa |
| pO$_2$ (venös) | 40 mmHg | 5,3 kPa |

# 7 Die Röntgenuntersuchung des Harntraktes

## 7.1 Abdomenübersichtsaufnahme („Leeraufnahme")

Die Plattengröße der Abdomenübersichts- und anschließenden Kontrastaufnahmen beträgt üblicherweise 30 × 40 cm. Die „Leeraufnahme", die von den oberen Nierenpolen bis zum oberen Rand der Symphyse reichen soll, gibt Aufschluß über Form, Lage, Größe (12 × 6 cm beim Erwachsenen) und Achsenstellung der Nieren, über röntgenpositive (schattengebende) konkrementverdächtige Gebilde in Projektion auf Nieren und ableitende Harnwege (Abb. 7.1 a), intra- und extrarenale Verkalkungen sowie über Strukturveränderungen des knöchernen Skeletts (z. B. degenerative Veränderungen, Metastasen, Spina bifida).

## 7.2 Intravenöses Ausscheidungsurogramm (AU), Infusionsurogramm

### 7.2.1 Vorbereitung des Patienten

Um störende Überlagerungen durch Darmgas oder Darminhalt zu vermeiden, sollte der Patient am Abend vor der Röntgenuntersuchung eine gute Darmentleerung haben, notfalls mit Hilfe eines Abführmittels oder Klysmas. Die Zufuhr von Speisen ist am Abend vor der Untersuchung nach dem Abendessen einzustellen. Die Flüssigkeitszufuhr am Morgen sollte sich höchstens auf eine Tasse Flüssigkeit beschränken.
Kleinkinder sollten zwei Tage vor der Röntgenuntersuchung nur noch flüssig-breiige Kost erhalten. Zur Entschäumung des Magen-Darm-Traktes hat sich die Gabe von Sab Simplex Tropfen (10–20 Tropfen) abends vor der Untersuchung bewährt. Alternativ kann man auch unmittelbar vor der Untersuchung etwas Sprudel trinken lassen, wodurch sich der Magen aufbläht und gleichsam durch einen Kulisseneffekt die Nieren besser zur Darstellung kommen läßt.

Die bei der i. v. Injektion oder Infusion applizierten wasserlöslichen organischen Jodverbindungen werden nahezu selektiv von den Nieren ausgeschieden. Das Kontrastmittel reichert sich zunächst in den Nierentubuli an, wodurch das Nierenparenchym deutlich zur Darstellung gelangt (nephrographischer Effekt, Abb. 7.1 b) und zumeist eine optimale Beurteilung der Nierenkonturen gestattet. Danach kommt es zur Kontrastdarstellung des Nierenbeckenkelchsystems (NBKS). Der aus dem NBKS abfließende Kontrastharn stellt die Harnleiter dar und führt schließlich zur Kontrastfüllung der Harnblase.

### 7.2.2 Kontrastmitteldosierung
**Intravenöse Urographie:**
Erwachsene: 25–50 ml eines 60–80%igen Kontrastmittels
Kinder: 10–25 ml eines 60–80%igen Kontrastmittels

**Infusionsurographie:**
250 ml eines 30%igen Kontrastmittels
(Kontrastmittel sollte *angewärmt* appliziert werden)

### 7.2.3 Durchführung
*des Ausscheidungsurogrammes*
Ein vollständiges AU besteht neben der *Leeraufnahme* in der Regel aus drei weiteren Aufnahmen, die etwa *5, 15 und 25 min* nach der Kontrastmittelgabe belichtet werden. Die letzte Aufnahme kann zur röntgenologischen Restharnprüfung *nach* spontaner Harnentleerung und bei gewünschtem Ausschluß einer Senkniere *im Stehen* erfolgen. Eine bessere Kontrastfüllung des NBKS läßt sich durch Kopftieflagerung des Patienten oder die Anwendung einer abdominellen Staubinde erreichen (*Harnleiterkompression*). Bei verzögerter Kontrastmittel-

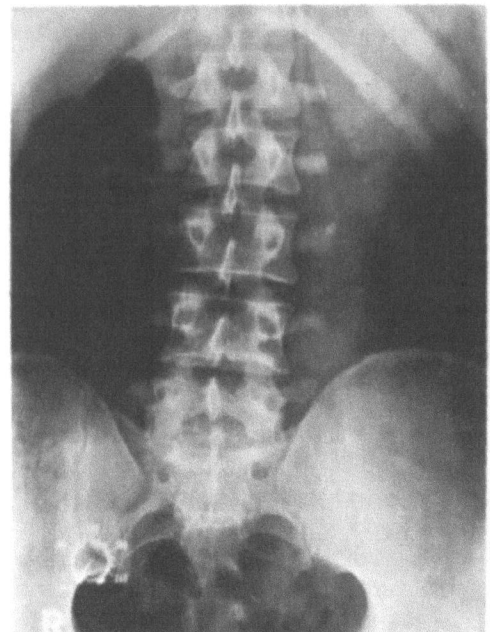
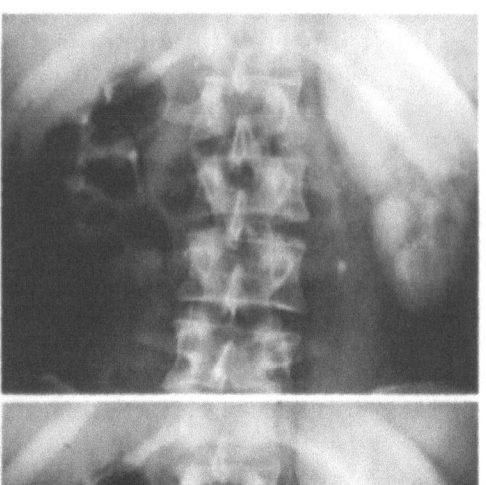
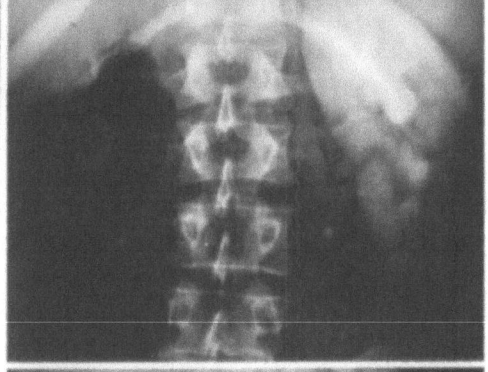
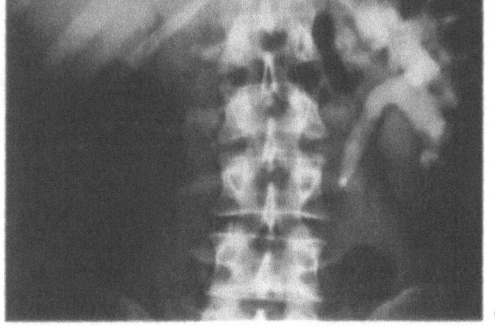

**Abb. 7.1 a–d.** Ausscheidungsurographie mit Spätaufnahmen. Die Abdomenübersichtsaufnahme (**a**) läßt einen Stein im oberen linken Harnleiterdrittel erkennen. 5 min nach der Kontrastmittelinjektion (**b**) zeigt sich rechts ein unauffälliges NBKS mit unbehindertem Abfluß des Kontrastharns zur Blase. Deutliche Darmgasüberlagerung rechts. Die linke Niere ist erheblich gestaut. Kontrastmittelausscheidung ist noch nicht zu erkennen, dafür aber eine ausgezeichnete nephrographische Darstellung. 2 h nach der Kontrastmittelapplikation (**c**) stellen sich die gestauten Kelche der linken Niere langsam dar. Rechts ist das Kontrastmittel bereits weitgehend abgeflossen. Erst 4 h nach der Injektion (**d**) stellt sich das gesamte NBKS der linken Niere dar. Man erkennt eine erhebliche Stauung. Linker Harnleiter ist lediglich bis zu dem Konkrement gefüllt und ebenfalls deutlich gestaut

ausscheidung einer oder beider Nieren, beispielsweise bei Harnleitersteinen, werden *Spätaufnahmen* angefertigt (bis zu 24 h nach Kontrastmittelgabe), deren Zeitpunkt der Arzt festlegt (Abb. 7.1 b–d). Bei flauer Kontrastdarstellung der Nieren und bei sehr adipösen Patienten empfiehlt sich die Durchführung eines Infusionsurogrammes.

## 7.3 Veratmungspyelographie

Zum Ausschluß entzündlicher Vorgänge im Retroperitonealraum, welche die normale Atemverschieblichkeit der Nieren vermindern oder aufheben können, dient das Veratmungspyelogramm. Dabei wird *derselbe* Film doppelt belichtet, zunächst in tiefer Inspiration, anschließend in tiefer Exspiration.

## 7.4 Nierentomographie

Wenn Größe und Konturen der Nieren beim AU mit üblicher Röntgentechnik nicht ausreichend beurteilbar sind oder wenn nicht sicher ist, ob zum Beispiel ein kalkdichtes Gebilde, das sich auf den Nierenschatten projiziert, intra- oder extrarenal gelegen ist, sollte eine Nierentomographie vorgenommen werden.

Dabei wird mit einer speziellen Röntgenapparatur jeweils nur eine bestimmte Schichttiefe des Körpers oder der Nieren scharf abgebildet. Die vor und hinter der gewählten Schicht liegenden Partien werden unscharf gezeichnet. Bei der Tomographie kann die Niere also „scheibchenweise" scharf abgebildet werden.

## 7.5 Hinweise zur Durchführung der Ausscheidungsurographie

– Keine Kontrastmittelinjektion bei Patienten mit Jod-Allergie
– Kanüle nach der Injektion noch für einige Zeit in der Vene belassen, um bei einer Kontrastmittelreaktion einen venösen Zugang zu haben.
– Bei leichter Kontrastmittelreaktion (Übelkeit, Brechreiz, Hitzegefühl) sollte man den Patienten lediglich beruhigen und zu tiefem Atmen anhalten.
– Bei schwerer allergischer Reaktion (Schweißausbruch, Tachypnoe, Blutdruckabfall, Bronchospasmus) sofort Notfalltherapie einleiten: $O_2$-Zufuhr, 1000 mg Urbason solubile forte i. v., Helfer rufen.
– Keine Ausscheidungsurographie *vor* geplanter Schilddrüsendiagnostik
– Kein Infusionsurogramm bei Patienten mit einem Harnleiterstein. (Durch die erhebliche osmotische Diurese kann es bei behindertem Abfluß des Kontrastharns zu Kelcheinrissen kommen.)

Die Indikation zur Durchführung einer Infusionsurographie ist gegeben, wenn die Nieren beim üblichen i. v. Urogramm nicht ausreichend zur Darstellung kommen. Bei sehr adipösen Patienten und bei eingeschränkter Nierenfunktion sollte von vornherein statt eines i. v. Urogrammes ein Infusionsurogramm angefertigt werden.

## 7.6. Zystographie, Miktions-Zysto-Urethrographie (MCU)

Bei dieser Röntgenuntersuchung wird die Harnblase entweder durch einen dünnen transurethral eingeführten Katheter (10–12 Charr.) oder durch suprapubische Punktion mit Kontrastmittel gefüllt. Das Ziel der Untersuchung liegt in der Beurteilung der Harnblase (Position, Kapazität, Ausschluß von Tumoren, Divertikeln, Verletzungen), dem Nachweis eines Refluxes in Harnleiter oder Nieren (vesiko-ureteraler, vesiko-renaler Reflux) bei verschiedenen Füllungsphasen der Blase (Abb. 7.2 a–c) sowie der Beurteilung der Harnröhre (Abb. 7.2 d), während der Patient (im seitlichen Strahlengang) unter Benutzung eines Miktionsstuhles vor dem Röntgengerät Wasser läßt (orthograde Urethrographie). Dabei kommt die Harnröhre in voller Länge zur Darstellung und läßt pathologische Veränderungen (Striktur, Klappen, bulbäre Stenose, Meatusenge) besser erkennen als bei der retrograden Urethrographie (s. 7.7). Die Füllgeschwindigkeit der Blase soll etwa 50 ml/min betragen. In der Praxis hat es sich bewährt, eine angewärmte sterile Kontrastmittelinfusion (250 ml, 30%) zu verwenden.

Als Voraussetzung für ein aussagekräftiges MCU muß das Röntgengerät mit einer Durchleuchtungseinrichtung gekoppelt sein und die Untersuchung im a. p. und seitlichen Strahlengang erfolgen. Während der Blasenfüllung sowie der anschließenden Miktion wird im Intervall durchleuchtet. Nur besonders interessierende Befunde werden durch eine Aufnahme dokumentiert (Abb. 7.2 e).

Das MCU läßt sich idealerweise mit einer Uroflowmetrie verbinden, wenn der Patient während der Miktion seinen Harn in ein Uroflowmeter entleert (Abb. 7.3), welches die Harnfluß-Kurve (Miktiogramm) aufzeichnet. Damit wird das MCU zu einer wesentlichen urodynamischen Basisuntersuchung. Um den Patienten bei der Miktion nicht zu stören, müssen die Untersucher den Röntgenraum verlassen und den Miktionsablauf auf einem zusätzlichen Monitor (z. B. im Schaltraum) verfolgen.

Zum Studium weiterer urodynamischer Untersuchungsverfahren (Zystometrie, Urethrometrie, kombinierte urodynamische Untersuchungsverfahren) möchten wir auf spezielle Literatur verweisen (s. 13).

## 7.7 Retrograde Urethrographie

Bei der retrograden Urethrographie werden 25–50 ml eines wasserlöslichen Röntgenkontrast-

# Die Röntgenuntersuchung des Harntraktes

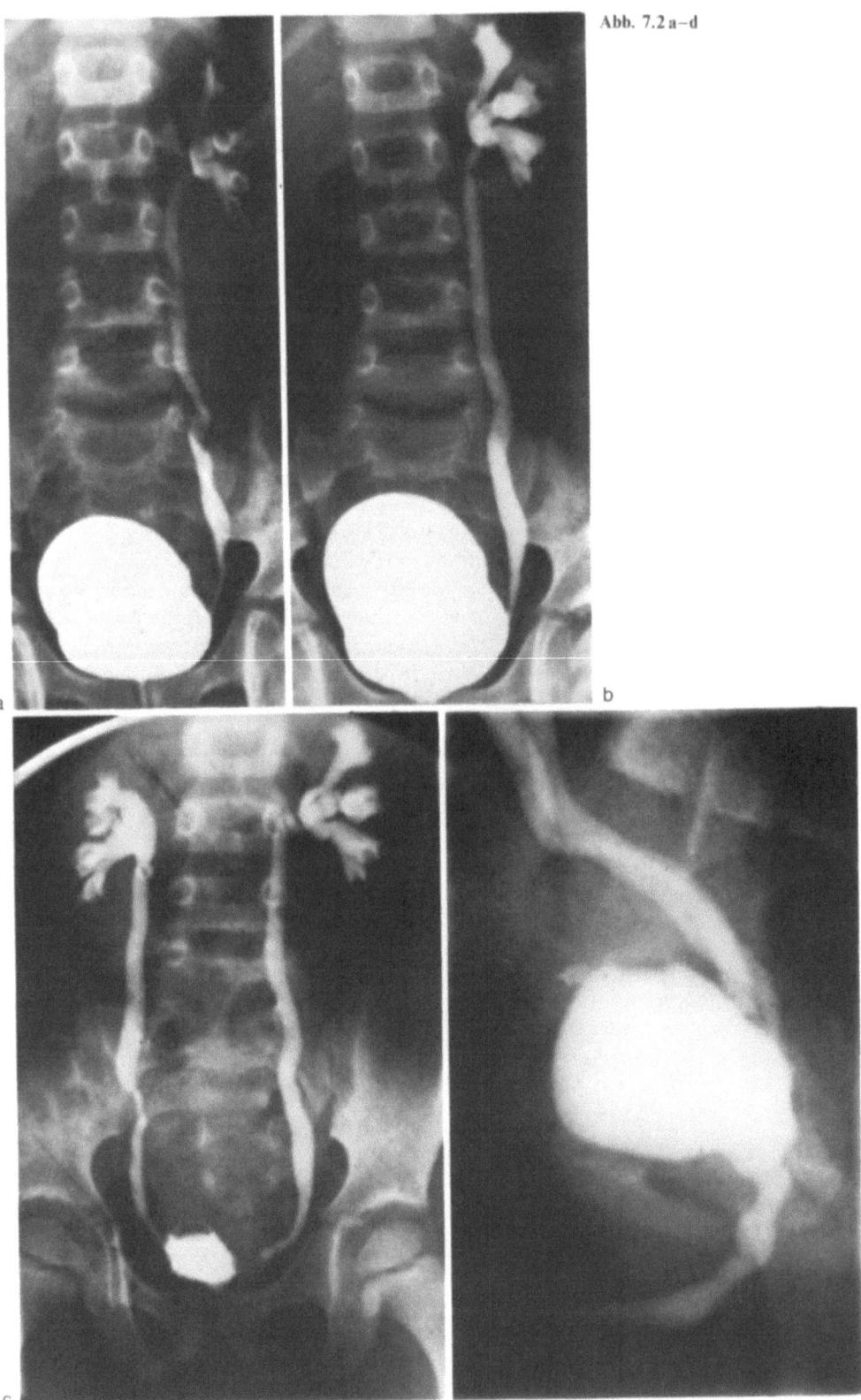

Abb. 7.2 a–d

mittels in die Harnröhre instilliert. Die äußere Harnröhrenöffnung wird vorher gereinigt und desinfiziert, die Harnröhre mit einem Lokalanästhetikum angefüllt. Das Kontrastmittel kann mittels Spritze und Olive manuell in die Harnröhre instilliert oder aber über einen speziellen, in der Harnröhre leicht aufgeblockten Katheter in die Harnröhre infundiert werden. Während der Kontrastmittelinstillation liegt der Patient halbschräg auf dem Röntgentisch, der Penis muß während der Aufnahme gestreckt sein.

Im Gegensatz zum MCU gestattet die retrograde Urethrographie zumeist nur die Beurteilung der distalen Harnröhrenabschnitte, da sich die

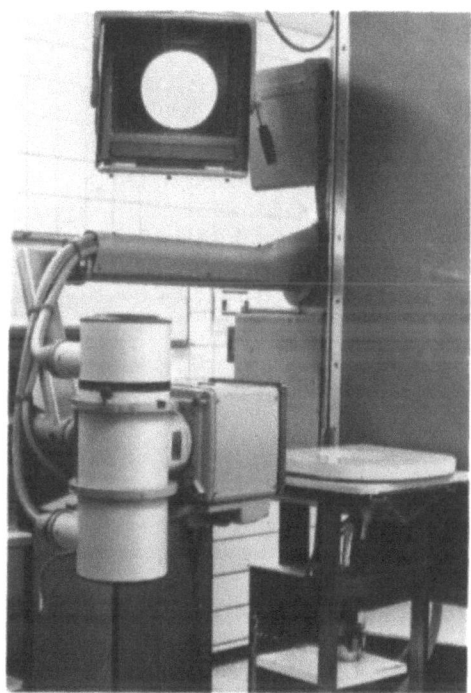

**Abb. 7.3.** Beim MCU sitzt der Patient auf einem drehbaren Miktionssitz vor dem Röntgengerät. Die Kontrastmittelfüllung der Blase sowie die anschließende Miktion können im a. p. und seitlichen Strahlengang röntgenologisch beobachtet werden. Unter dem Miktionssitz befindet sich ein Uroflowmeter zum Aufzeichnen der Harnflußkurve

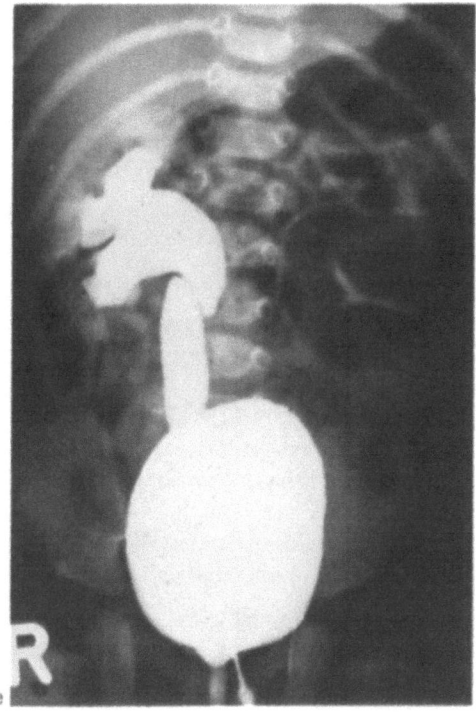

**Abb. 7.2 a–e.** MCU. Während die Harnblase mit Kontrastmittel aufgefüllt wird, kommt es zum vesikorenalen Reflux links (**a, b**). Erst während der Miktion tritt auch rechts ein vesiko-renaler Reflux auf (**c**). Bei der Untersuchung im seitlichen Strahlengang läßt sich die Harnröhre in voller Länge beurteilen; gleichzeitig erkennen Sie den beidseitigen Reflux (**d**) MCU bei einem Säugling mit aggressivem vesiko-renalem Reflux rechts (**e**): Das Kontrastmittel refluktiert nicht nur in das Nierenbecken-Kelch-System, sondern sogar in die Nierentubuli (kaliko-tubuläre Reflux)

proximale Harnröhre durch Muskelspasmen der Beckenbodenmuskulatur trotz des vorher instillierten Lokalanästhetikums oft nicht entfaltet.

## 7.8 Retrograde Pyelographie

Die röntgenologische Darstellung von Harnleiter und NBKS durch retrogrades Einspritzen von Kontrastmittel über einen zystoskopisch in den Harnleiter eingeführten Ureterenkatheter (UK) wird dann vorgenommen, wenn trotz Ausscheidungsurogramm, Infusionsurogramm und Tomogramm keine diagnostische Sicherheit über Veränderungen an Harnleiter und Nierenbecken erzielt werden konnte. Bei dieser Untersuchung werden Harnleiter und Nierenbecken unter Durchleuchtungskontrolle mit wenigen Millitern (2–5 ml) eines 30–50%igen Kontrastmittels gefüllt. Die für die retrograde

Pyelographie notwendigen Instrumente werden später beschrieben (8.2.2).

## 7.9 Nierenangiographie (Arteriographie, Phlebographie)

Zur Abklärung raumfordernder Prozesse in der Niere, zur Beurteilung von Nierenverletzungen und zum Ausschluß einer Nierenarterienstenose werden die Gefäße der Niere röntgenologisch dargestellt. Dazu wird bei der *Übersichtsaortographie und Nierenarteriographie* ein dünner Plastikkatheter von der Arteria femoralis aus in die Aorta und die entsprechende Nierenarterie vorgeschoben. Bei der *Kavographie und Nierenphlebographie* wird der Katheter von der Vena femoralis aus in die zu untersuchenden Venen eingeführt. Durch den Katheter wird Röntgenkontrastmittel in die Gefäße injiziert und Aufnahmen angefertigt. Die Nierenangiographie wird bei Erwachsenen in Lokalanästesie, bei Kindern in Narkose (Vorbereitung wie zu einer kleinen Operation!) durchgeführt. Nach der Angiographie wird die Punktionsstelle der Leistengefäße zur Vermeidung eines Hämatoms mit einem Sandsack beschwert; der Patient muß für 24 h Bettruhe einhalten.

Angiographierte Patienten sollten in den ersten Stunden nach der Untersuchung intensiv überwacht werden (*stündliche Kontrolle von Blutdruck und Puls, Inspektion* der *Punktionsregion*).

## 7.10 Strahlenschutzbestimmungen

Nach den Bestimmungen des Strahlenschutzes müssen Patienten vor einer Röntgenuntersuchung über frühere Strahlenexpositionen befragt werden. Bei Patientinnen im gebärfähigen Alter ist durch Befragung eine Schwangerschaft auszuschließen bzw. nach dem Termin der letzten Regel zu fragen. Falls Frauen in der zweiten Hälfte des Zyklus eine Schwangerschaft nicht sicher ausschließen können, sollte die Röntgenuntersuchung nicht durchgeführt, sondern bis zum Beginn des folgenden Zyklus verschoben werden. Die mündlichen Angaben der Patienten sowie die technischen Daten der Röntgenuntersuchung (*Datum, Art der Röntgenuntersuchung, Anzahl der Aufnahmen, mAs, kV, Filmformat, Körperregion, Durchleuchtungszeit, Oberflächen-Dosis-Produkt*, falls die Röntgenanlage mit einer *Diamentorkammer* ausgerüstet ist) sind zu protokollieren.

Der sinnvollste Strahlenschutz für den Patienten besteht aber darin, die Indikation zur Röntgenuntersuchung streng zu stellen, die Zahl der Aufnahmen und die Durchleuchtungszeit auf das absolut notwendige Maß zu beschränken, das Feld optimal einzublenden und den Gonadenschutz, soweit in der urologischen Röntgendiagnostik möglich, anzuwenden.

Alle Mitarbeiter, die die Röntgenanlage bedienen oder bei Röntgenuntersuchungen assistieren, müssen ein Personendosimeter (*Filmdosimeter*), bei Durchleuchtungen zusätzlich ein direkt ablesbares Dosimeter (z. B. *Stabdosimeter*) tragen.

## 7.11 Sonographie, Nierenfunktionsszintigraphie, Computertomographie, Lymphangiographie, Knochenszintigraphie

Zu Indikationen und technischer Durchführung der genannten Untersuchungen müssen wir auf spezielle Literatur verweisen (s. 13)
*Beachten Sie:*
Zur *Nierensonographie* braucht der Patient nicht nüchtern zu sein. Urologische Röntgenaufnahmen sind zu dieser Untersuchung mitzugeben.

Vor einer *Nierenfunktionsszintigraphie* kann der Patient essen und soll reichlich trinken.

Für die *Computertomographie* (*CT*) der Nieren gilt dieselbe Vorbereitung wie für das Ausscheidungsurogramm.

Vorbereitung zur pedalen *Lymphographie:* Fußbad und Rasur beider Fußrücken.

Der *Knochenszintigraphie* (Skelettszintigraphie) dürfen keine Röntgenuntersuchungen mit bariumhaltigen Kontrastmitteln kurzfristig vorausgehen. Das im Darm befindliche Barium würde die von den Knochen ausgehende Strahlung absorbieren und dadurch Speicherdefekte, also pathologische Veränderungen am Knochen vortäuschen.

# 8 Instrumentarium zur urologischen Diagnostik und Therapie

## 8.1 Katheter

Der Katheter stellt eines der wesentlichsten diagnostischen und therapeutischen Hilfsmittel des Urologen dar. Katheter können nach verschiedenen Gesichtspunkten eingeteilt werden.

### *8.1.1 Anwendungszweck*

**Diagnostisch:**

- zur Harnröhrensondierung und Urinentnahme
- zum Ausmessen der Harnröhrenweite (Kalibrierung)
- zur retrograden Urethrographie der männlichen und weiblichen Harnröhre
- zur retrograden Kontrastmitteldarstellung des Harnleiters und Nierenbeckens (UK, Woodruff)

**Therapeutisch:**

- zur Entleerung der Blase bei Harnverhaltung
- zur Flüssigkeitsbilanzierung
- zur Ausräumung einer Blasentamponade
- zur Schienung der Harnröhre und Entleerung der Blase nach Operationen (z. B. Urethrotomie)
- zur Harnableitung aus der Blase und Tamponierung einer Wundhöhle (nach Operation der Prostata)
- zur gleichzeitigen Spülung und Entleerung der Blase
- zur Harnableitung aus der Niere
- zur Entfernung von Harnleitersteinen (Schlingenkatheter)

Der Anwendungszweck bestimmt wesentlich die Größe des Katheters, das Aussehen seiner Spitze [gerade, gebogen, Anzahl der Löcher (Augen), Ausrüstung mit Ballon] und das Material, aus dem der Katheter besteht.

### *8.1.2 Kathetergröße*

Der Katheterdurchmesser kann von bindfadendick (filiform) bis etwa daumendick reichen und wird, wie wir bereits wissen, in Charrière ausgedrückt [1 Charr. = 1/3 mm; gelegentlich findet sich auch die Bezeichnung French. 1 French (F) = 1 Charr.]. Die Charrière-Zahl bezeichnet immer den äußeren Katheterdurchmesser (Abb. 8.1), während das zur Harnableitung wichtige Lumen (im Durchmesser) sehr viel kleiner sein kann. Katheter haben unterschiedliche Länge und können mit einer Graduierung versehen sein.

### *8.1.3 Katheterspitze*

Es gibt Katheter mit gerader und gebogener Spitze, die geschlossen oder offen sein kann (Abb. 8.2). Katheter können nur *eine*, aber auch *mehrere* seitliche Öffnungen (Augen) besitzen (Abb. 8.3).

Katheter zur längerfristigen Harnableitung sind mit einem aufblockbaren Ballon ausgerüstet (Abb. 8.4), der das Herausgleiten aus der Blase (oder als Ballon-UK aus dem Nierenbecken) verhindert und nach einer Prostataoperation gleichzeitig zur Tamponade der Wundhöhle dient.

Zum Auffüllen des Ballons sollten Sie sterile Kochsalzlösung verwenden. Das maximale Füllvolumen des Ballons ist auf dem Katheter angegeben. Normalerweise reicht es, den Ballon mit etwa 5 ml aufzufüllen. Die Katheterventile besitzen je nach Charrière-Zahl des Katheters eine unterschiedliche Farbe. Das Auffüllen des Ballons kann durch direktes Aufsetzen der Spitze auf das Ventil erfolgen (Rekord- oder Lüer-Spritze, nicht Lüer-Lok) oder durch Perforation des Ventils mit einer Kanüle. Spülkatheter (z. B. Frohmüller-Katheter) sind dreiläufig: ein Kanal zum Auffüllen des Ballons, ein Kanal für den Einstrom der Spüllösung, der größere mittlere Kanal zum Ausfluß von Harn und Spüllösung.

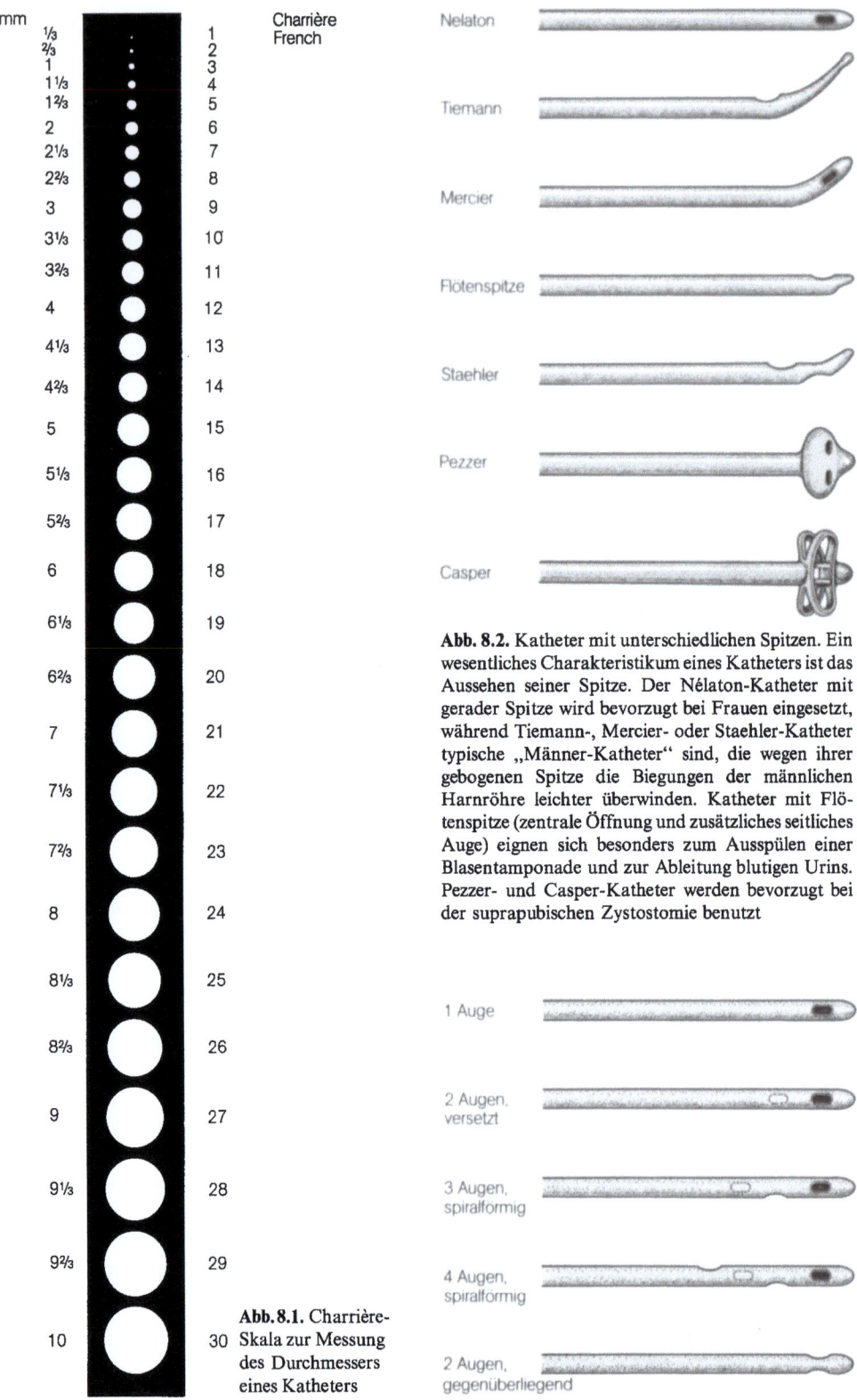

**Abb. 8.2.** Katheter mit unterschiedlichen Spitzen. Ein wesentliches Charakteristikum eines Katheters ist das Aussehen seiner Spitze. Der Nélaton-Katheter mit gerader Spitze wird bevorzugt bei Frauen eingesetzt, während Tiemann-, Mercier- oder Staehler-Katheter typische „Männer-Katheter" sind, die wegen ihrer gebogenen Spitze die Biegungen der männlichen Harnröhre leichter überwinden. Katheter mit Flötenspitze (zentrale Öffnung und zusätzliches seitliches Auge) eignen sich besonders zum Ausspülen einer Blasentamponade und zur Ableitung blutigen Urins. Pezzer- und Casper-Katheter werden bevorzugt bei der suprapubischen Zystostomie benutzt

**Abb. 8.1.** Charrière-Skala zur Messung des Durchmessers eines Katheters

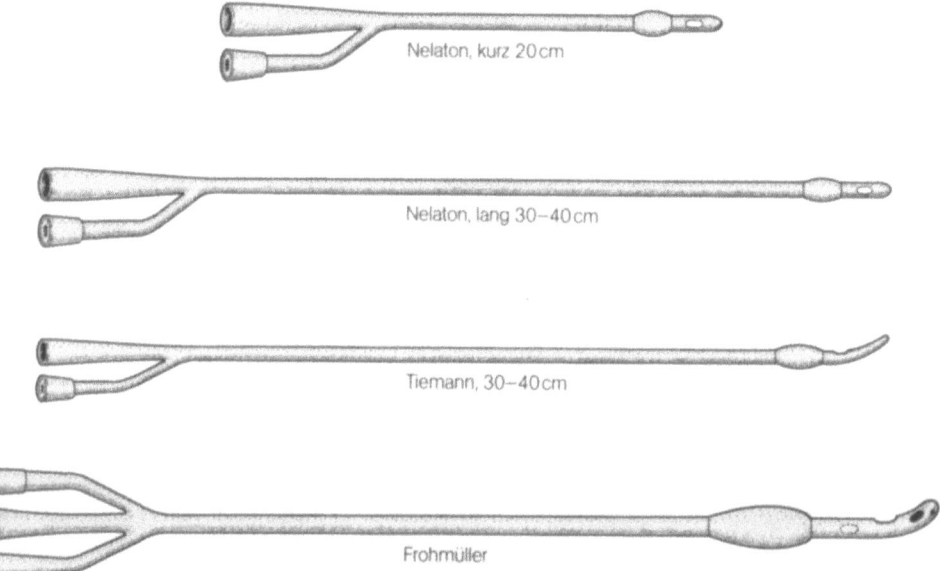

**Abb. 8.4.** Verweilkatheter mit auffüllbarem Ballon

Die kurzfristige suprapubische Harnableitung kann mit einem dünnen (10 Charr.) Plastikkatheter (Cystofix) erfolgen. Der Cystofix-Katheter (Abb. 8.5) wird durch eine in die Blase einzustechende Hohlnadel aus Metall in die Harnblase eingeschoben. Die Metallkanüle wird anschließend entfernt und auseinandergebrochen, der Katheter mit einer Naht und einem stegförmig angeklebten Heftpflasterstreifen an der Bauchhaut befestigt. Die Punktionsöffnung der Haut kann mit einer eingeschnittenen Mullplatte oder einem eingeschnittenen Hansapor-Pflaster abgedeckt werden.

Für die längerfristige suprapubische Harnableitung werden spezielle Katheter (Pezzer-, Casper-Katheter) verwendet. Diese Katheter besit-

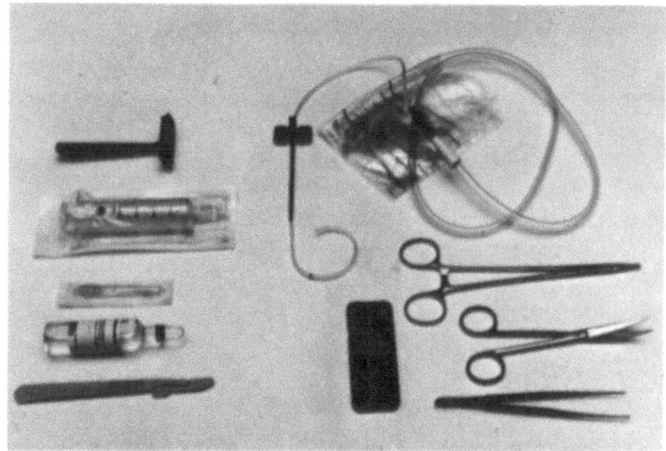

◁

**Abb. 8.3.** Katheter mit unterschiedlicher Zahl und Anordnung der Augen. Ein weiteres Charakteristikum eines Katheters ist die Anzahl und Anordnung seiner Öffnungen (Augen). Katheter mit nur einem Auge verstopfen leicht. Bei blutigem Urin sollten Sie immer einen mehräugigen Katheter bevorzugen

**Abb. 8.5.** Zum Einlegen eines Cystofix-Katheters benötigte Materialien: Cystofix-Set (Stahlkanüle, Katheter, Urinbeutel), Rasiermesser, Desinfektionsspray, steriles Schlitztuch, sterile Handschuhe, Einwegskalpell, Lokalanästhetikum (1%) mit Spritze und Kanüle, Nadelhalter, Naht, chirurgische Pinzette, Schere

zen keinen Ballon, sondern werden durch ihr trichterförmiges Ende in der Blase gehalten. Pezzer- und Casper-Katheter werden intraoperativ in die Blase eingelegt oder bei der Troicart-Zystostomie über einen Führungsdraht gespannt durch die Hülse des Troicarts in die Blase vorgeschoben.

Suprapubische Katheter, besonders der Cystofix-Katheter, können die Harnblase zu unfreiwilligen Kontraktionen anregen, so daß gelegentlich kleine Harnmengen über die Harnröhre entleert werden. Um dieses z. B. nach plastischen Operationen an der Harnröhre zu vermeiden, sollte der Patient regelmäßig Spasmolytika erhalten.

Katheter dienen nicht nur der Harnentnahme oder Harnableitung, sondern werden auch zum Sondieren der Harnröhre, zum Ausmessen der Harnröhrenweite (Kalibrierung) und zum Erweitern der Harnröhre (Bougierung) benutzt.

Während man zum Sondieren und Bougieren zumeist Plastik- oder Metallkatheter mit gerader oder gebogener Spitze benutzt (Abb. 8.6 a, c, d), erfolgt die Harnröhrenkalibierung mit Bougies à boule (Abb. 8.6 b).

### 8.1.4 Kathetermaterial

Schließlich ist das Material des Katheters von Bedeutung. Während zum Einmalkatheterismus in der Regel preiswerte Katheter aus PVC oder Polyäthylen benutzt werden, bestehen Verweilkatheter, die der Patient mittel- oder langfristig tragen muß, aus Gummi oder Latex. Sehr gewebeverträgliche Katheter sind silikonbeschichtet oder bestehen aus Vollsilikonkautschuk. Diese Katheter sind zwar teuer, vermindern aufgrund ihrer höheren Biokompatibilität aber den Fremdkörperreiz auf die Schleimhaut des Harntraktes.

## 8.2 Endoskopisches Instrumentarium

Bei der endoskopischen Untersuchung des unteren Harntraktes werden Harnröhre und Blase inspiziert. Die endoskopischen Instrumente bestehen aus einem hohlen *Metallschaft*, in den ein *optisches Linsensystem* eingesetzt wird. Die Beleuchtung erfolgt von einem *Kaltlichtprojektor*.

Das Licht wird vom Projektor über ein Glasfaserkabel (*Lichtleitkabel*) zur Optik geleitet und über ein darin befindliches Lichtleitbündel bis zur Spitze der Optik weitergeführt.

Der Schaft besitzt zwei regulierbare *Hähne* für den Zu- und Abfluß der Spülflüssigkeit.

Grundsätzlich unterscheiden wir den vorne geschlossenen *Zystoskopieschaft* und die vorne offenen Schäfte für *Zysto-Urethroskopie* und *Urethro-Zystoskopie*. Das Zystoskop wird, mit Mandrin versehen, blind in die Blase eingeführt und gestattet nur die Inspektion der Blase (Blickrichtung der Optik: 110°).

Die beiden anderen Schäfte können mit einer Vorausblickoptik (160°) versehen und *unter Sicht* in die Blase eingeführt werden. Zur Inspektion der Blase wird die Vorausblickoptik gegen eine Winkeloptik ausgetauscht. Zur endoskopischen Beurteilung der Harnröhre (*Urethroskopie*) eignet sich besonders der Urethro-Zystokopieschaft mit eingesetzter 160°-Optik.

### 8.2.1 Urethro-Zystoskopie

Zusätzlich zum endoskopischen Instrumentarium (Schaft, gewünschte Optiken, evtl. Arbeitseinsatz) werden bei jedem endoskopischen Eingriff die folgenden Geräte und Hilfsmittel benötigt:
— zuführender und ableitender Wasserschlauch
— körperwarme sterile Spülflüssigkeit
— Lichtleitkabel zur Verbindung von Kaltlichtprojektor und Optik
— Handschuhe, Desinfektionstupfer, steriles Gleitmittel
— evtl. Penisklemme, Meatusdehner.

Das genannte Instrumentarium wird auf einem fahrbaren Tisch, der mit einem sterilen Tuch abgedeckt ist, bereitgelegt und in den Endoskopieraum gebracht (Abb. 8.7).

### 8.2.2 Retrograde Pyelographie, Schlingenbehandlung

Bei der *retrograden Pyelographie* werden ein oder beide Harnleiter mit Ureterenkathetern sondiert. Durch Einspritzen von Kontrastmittel durch den Ureterenkatheter lassen sich Harnleiter und Nierenbecken kontrastreich röntgenologisch darstellen.

**Abb. 8.6 a–d.** Katheter zur Sondierung und Bougierung der Harnröhre können aus Plastik oder Metall bestehen. Die Katheterspitze kann gerade oder gebogen (**a, c**) oder olivenartig verdickt sein (à boule). Bougies à boule werden besonders zum Ausmessen der Harnröhrenweite (Kalibrierung) benötigt (**b**). Metallkatheter können vorne eine zentrale Öffnung besitzen, durch die ein Ureterenkatheter als Leitschiene vorgeschoben werden kann (**d**). Mit dem Meatusdehner (unterer Bildrand) wird die äußere Harnröhrenöffnung erweitert. Plastik-Bougierungskatheter werden am zweckmäßigsten in einer zusammenrollbaren Leinentasche mit Einzelfächern für die verschiedenen Kathetergrößen aufbewahrt (**c**)

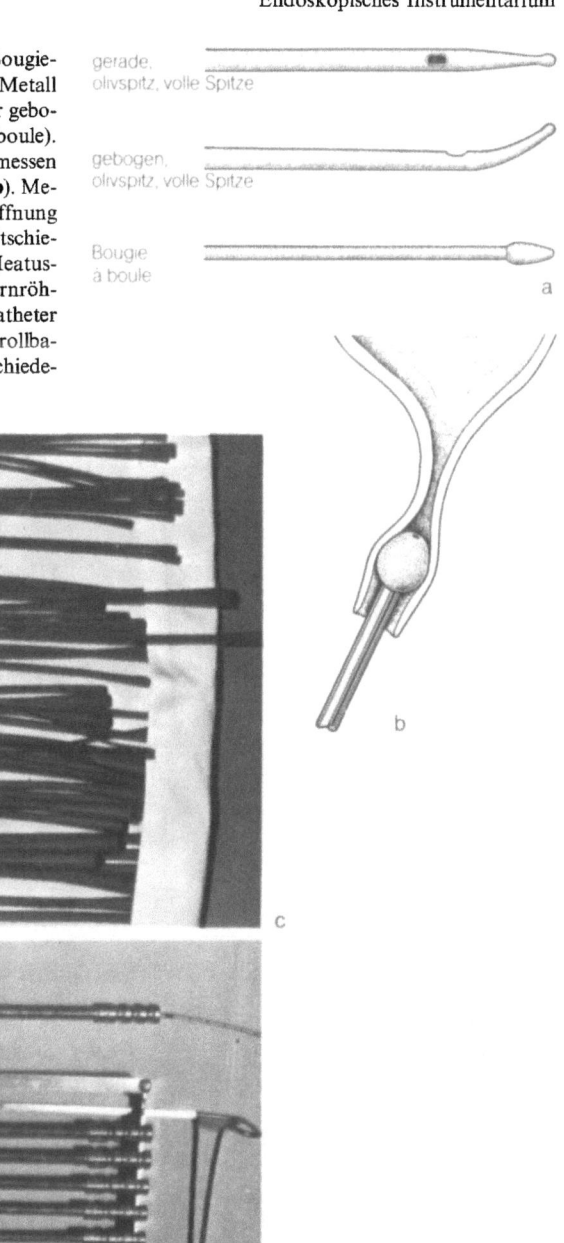

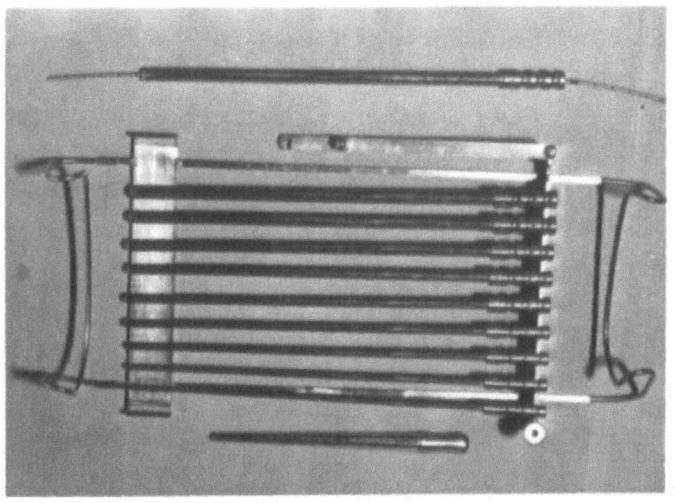

Bei tiefsitzenden Harnleitersteinen kann ein *Schlingenversuch* durchgeführt werden. Dabei versucht der Urologe, den Harnleiterstein entweder mit einer Schlinge (Zeiss-Schlinge, Dormia-Schlinge) zu extrahieren, oder er legt eine Zeiss-Schlinge als Verweilschlinge über das Konkrement in den Harnleiter ein. Die Schlinge regt den Harnleiter zu vermehrter Peristaltik an,

Instrumentarium zur urologischen Diagnostik und Therapie

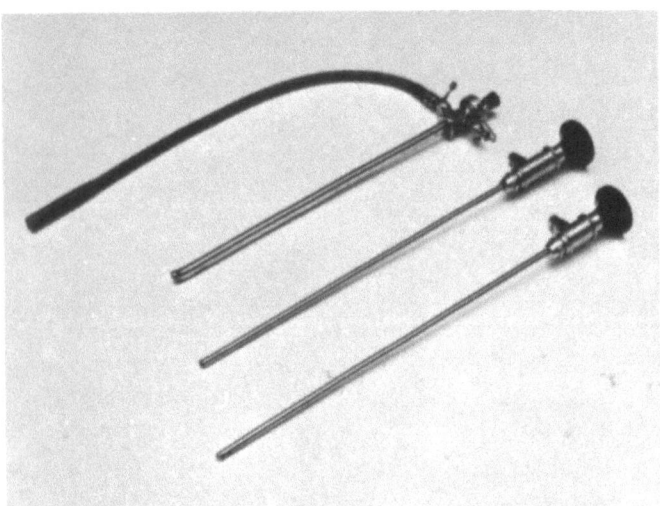

**Abb. 8.7.** Instrumente und Hilfsmittel für die Urethro-Zystoskopie: 3 Desinfektionstupfer, steriles Gleitmittel, Penisklemme, Handschuhe, Schaft mit Mandrin, 2 Optiken (Vorausblick- und Winkeloptik)

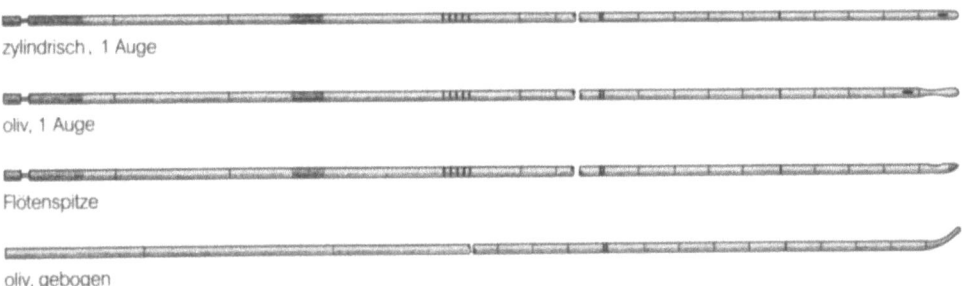

**Abb. 8.8.** Ureterenkatheter (UK) mit verschiedenen Spitzen

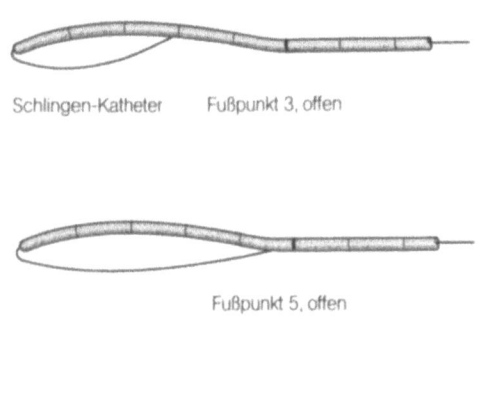

**Abb. 8.9.** Zeiss-Schlingen, offen und geschlossen

so daß im günstigen Fall Schlinge und Stein nach einigen Tagen spontan abgehen.

### 8.2.3 Ureterenkatheter (UK), Woodruff-Katheter, Schlingen

*Ureterenkatheter* sind etwa 70 cm lang und in den Größen 3–10 Charr. erhältlich. Die Katheter besitzen eine Graduierung in Zentimetern, eine Farbkennzeichnung (rot = rechte Niere, grün = linke Niere) sowie eine Farbmarkierung des Mandrinendes (Stahlmandrin oder Kunststoffmandrin) entsprechend der Charrière-Zahl des UK.
Die Spitze des UK kann gerade, gebogen oder olivenförmig sein (Abb. 8.8). Sie ist vorne geschlossen (mit seitlichem Auge) oder offen (Flötenspitze mit zusätzlich 1–2 seitlichen Augen). Neuerdings sind auch Verweil-Ureteren-

katheter mit aufblasbarem Ballon zur Fixierung im Nierenbecken erhältlich. Der Ureterenkatheter nach *Woodruff* (Charr. 4, 5, 8) besitzt eine schräge zentrale Öffnung und dient der retrograden Kontrastmitteldarstellung des Harnleiters in seiner ganzen Länge. Der Woodruff-Katheter wird nur in das Harnleiterostium eingeführt, nicht aber in den Harnleiter hochgeschoben.

Die gebräuchlichsten Schlingen sind *Zeiss-Schlinge* (Abb. 8.9) und *Dormia-Schlinge* (oder Dormia-„Körbchen") (Abb. 8.10). Die Schlinge nach Zeiss (Charr. 4, 5, 6) entspricht im wesentlichen einem UK. An der Spitze der Schlinge ist ein Perlonfaden befestigt, der 3, 4, 5, 6 oder 7 cm unterhalb des Schlingenendes in das Lumen der Schlinge eintritt (Fußpunkt 3, 4, 5, 6, 7) und am anderen Ende aus der Schlinge heraushängt.

Durch Zug am Perlonfaden wird die Schlinge geschlossen. Dabei biegt sich das Ende des Schlingenkatheters um, d. h. es formt sich die eigentliche Schlinge. Bei speziellen Schlingen bildet sich bei Zug am Faden eine Doppelschlinge aus.

Für retrograde Pyelographie und Schlingenbehandlung wird der mit einer Optik versehene Arbeitseinsatz in den Schaft eingeführt. Der Arbeitseinsatz, der ein- oder doppelläufig sein kann (für einen oder zwei UK), besitzt einen Lenkhebel (*Albarran-Hebel*), mit dessen Hilfe Ureterenkatheter oder Schlinge in die Richtung des Harnleiterostiums dirigiert werden können.

Ureteren- und Schlingenkatheter werden steril geliefert und sind in zwei Plastikhüllen verpackt. Beim Anreichen entfernen Sie die äußere Hülle und schneiden mit einer sterilen Schere die Spitze der inneren Hülle ab. Der Untersucher faßt den UK oder die Schlinge mit der inneren Hülle und schiebt den Katheter aus der Hülle direkt in den Führungskanal des Arbeitseinsatzes ein und in die Blase vor. Der Mandrin wird erst entfernt, wenn der Untersucher darum bittet.

Für die retrograde Pyelographie wird Kontrastmittel (30%) in eine 5-ml-Spritze aufgezogen. Das Kontrastmittel spritzt man mit einer dünnen Kanüle langsam in das freie Ende des UK ein (2–5 ml).

Wird ein UK zur vorübergehenden Harnableitung belassen, legt man nach Entfernen des Endoskopes zunächst einen (nicht zu dicken) Blasenverweilkatheter, an dem der UK mit einem kräftigen Faden (Zwirn) angebunden oder mit einem Pflasterstreifen befestigt wird. Der UK sollte dann in einen Urinbeutel abgeleitet werden. Die Verbindung von UK und Urinbeutel kann in folgender Weise geschehen: Der UK wird durch einen sich an beiden Enden verjüngenden Schlauchverbinder (z. B. Portex-Schlauchverbinder) aus Plastik geleitet. An beiden Enden des Schlauchverbinders wird der UK nun mit Histoacryl angeklebt. Zur rascheren Polymerisation des Histoacryl tropfen Sie *gleichzeitig* 1 ml einer *alkalischen Flüssigkeit* (z. B. Evipan, Quartamon) auf die zu klebende Stelle auf (Abb. 8.11a). Beachten Sie, daß weder Ihre noch die Haut des Patienten mit dem Histoacryl in Berührung kommt, da bei der Polymerisation erhebliche Hitze entsteht. Über das noch freie Ende des Schlauchverbinders

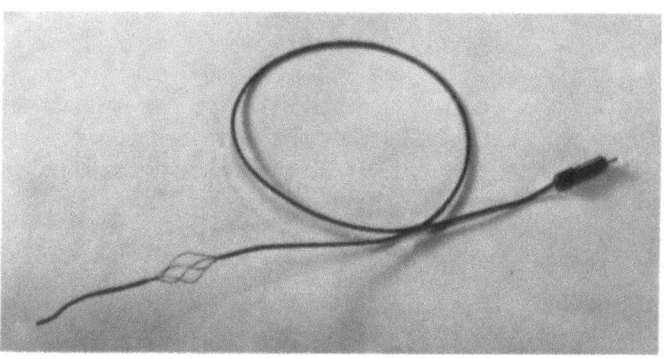

**Abb. 8.10.** Dormia-„Körbchen"-Schlinge

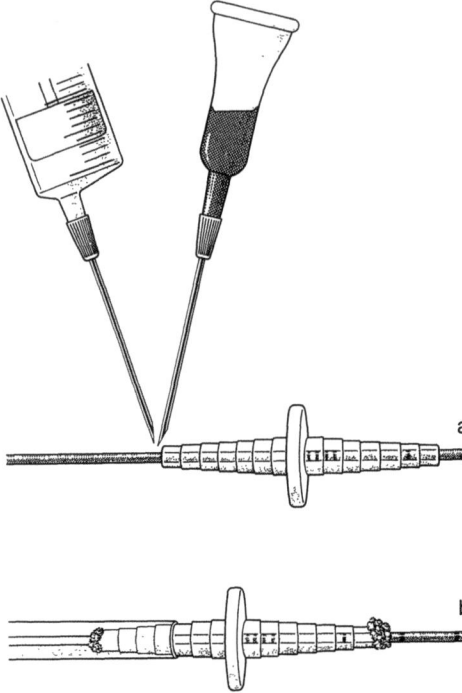

**Abb. 8.11. a** Aneinanderkleben von UK und Schlauchverbinder; **b** Verbindung von UK und Harnbeutel über einen Portex-Schlauchverbinder

kann nun der Schlauch (ohne Ansatz) des Urinbeutels geschoben werden (Abb. 8.11b).

### 8.2.4 Harnblasenprobeexzision, Elektrokoagulation

Für die diagnostische Gewebeentnahme aus der Harnblase (*Probeexzision, PE*) gibt es verschiedene PE-Zangen. Im wesentlichen unterscheiden wir die *flexible PE-Zange*, die durch den Führungskanal des Arbeitseinsatzes geschoben wird, und die *starre PE-Zange*, die nach Einführen des Schaftes gegen den Mandrin ausgetauscht und mit einer Optik versehen wird. Nach der Biopsie wird das entnommene Gewebestück in ein mit Formalin (5–10%) gefülltes Gefäß eingelegt, das mit den Patientendaten beschriftet und zusammen mit dem Begleitzettel zum Transport an die Untersuchungsstelle (Pathologisches Institut) bereitgestellt wird.

Punktförmige Blutungen in der Blase können mit der *Koagulationssonde* (Knopfelektrode) elektrokoaguliert werden. Die Knopfsonde, die durch den Führungskanal des Arbeitseinsatzes in die Blase eingeführt wird, verbinden Sie über ein spezielles Kabel mit dem Hochfrequenz-(HF-)Chirurgie-Gerät. Vorher wird unbedingt die *indifferente Elektrode* (Neutralelektrode) fest an den Ober- oder Unterschenkel des Patienten angelegt. Zur Betätigung des HF-Gerätes muß ein Fußschalter angeschlossen werden.

Abbildung 8.12 zeigt das notwendige Instrumentarium für retrograde Pyelographie, Harnblasen-PE und Elektrokoagulation.

### 8.2.5 Fremdkörperextraktion

Zur Entfernung eines Fremdkörpers aus Blase oder Harnröhre benutzt der Urologe eine starre *Fremdkörperzange*, die an ihrer Spitze bewegliche Branchen besitzt. Die Zange wird mit einer Optik versehen und ohne Schaft direkt in die Blase eingeführt.

### 8.2.6 Harnblasentamponade

Bei stärkeren Blutungen im oberen Harntrakt (z. B. Nierentumor) oder in der Blase selbst (z. B. Blasentumor, hämorrhagische Zystitis, gestaute prostatische Venen beim Prostataadenom, nach TUR) sammelt sich das Blut in der Blase an und gerinnt dort. Die mit Blutgerinnseln angefüllte Blase (*Blasentamponade*) verursacht das gleiche Beschwerdebild wie die akute Harnverhaltung.

Die Sofortbehandlung der Blasentamponade zielt darauf ab, möglichst alle Blutgerinnsel auszuspülen, die Blase anschließend zystoskopisch zu kontrollieren und evtl. blutende Gefäße mit der Koagulationssonde zu koagulieren. In der Regel wird anschließend ein Blasenverweilkatheter eingeführt und an einen Urinbeutel angeschlossen. Um bei noch persistierender Hämaturie einer erneuten Tamponade vorzubeugen, wird die Harnausscheidung des Patienten stimuliert (*forcierte Diurese:* reichliche Flüssigkeitszufuhr, evtl. Infusionen, Diuretika).

Zur Ausspülung der Blutgerinnsel aus der Blase werden die folgenden Geräte benötigt (Abb. 8.13).

– großlumiger Katheter mit zentraler Öffnung und zusätzlichem seitlichen Auge

Prostatabiopsie

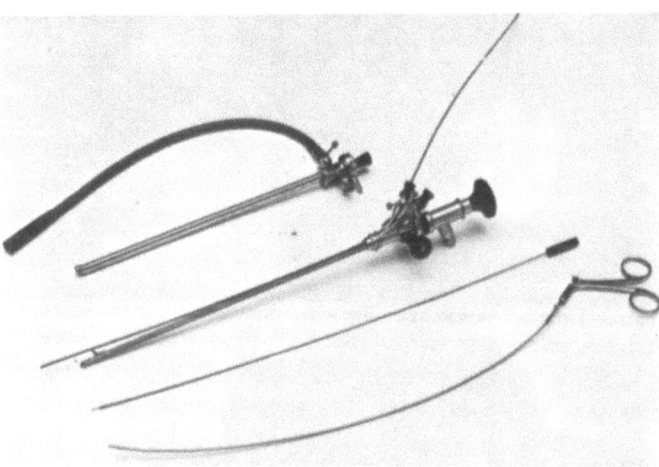

**Abb. 8.12.** Instrumentarium für retrograde Pyelographie, Blasen-PE und Elektrokoagulation: Schaft mit Mandrin, Arbeitseinsatz mit Optik, Koagulationssonde, flexible PE-Zange

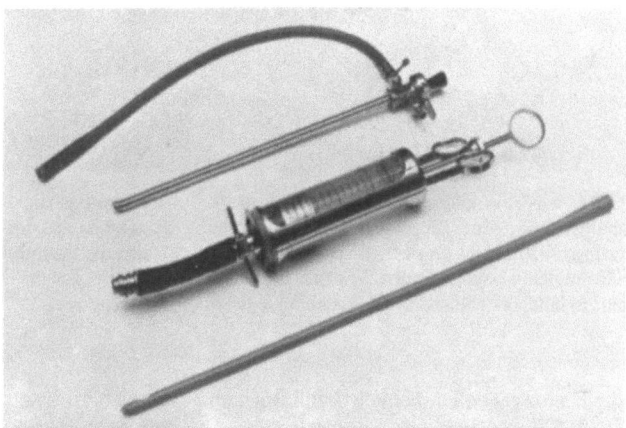

**Abb. 8.13.** Notwendige Geräte zur Ausspülung einer Harnblasentamponade

— Einmalblasenspritze
— Spüllösung (Kochsalzlösung)

Bei massiver Blasentamponade bevorzugt der Urologe einen Endoskopschaft (mit hoher Charr.-Zahl) und eine Glas-Blasenspritze, die über einen speziellen Ansatz mit dem Schaft gekoppelt werden kann. Die Blase wird dabei mit der für die Zystoskopie üblichen Spülflüssigkeit gespült.

## 8.3 Prostatabiopsie

Bei Patienten mit krebsverdächtigem Tastbefund der Prostata führt der Urologe eine Prostatabiopsie durch, die als *perineale* oder *transrektale* Stanzbiopsie (Abb. 8.14b) oder als *transrektale Aspirationsbiopsie (Saugbiopsie)* vorgenommen werden kann.

Die für die Biopsie notwendigen Geräte sind in Abb. 8.14a zusammengestellt. Die Geräte werden auf einem steril abgedeckten fahrbaren Tisch vorbereitet und in den Endoskopieraum gebracht.

Zur Prostatabiopsie liegt der Patient auf dem Endoskopietisch. Bei der perinealen Stanzbiopsie sollen die Haare der Dammregion durch Rasur entfernt werden, der Damm wird sorgfältig desinfiziert. Während der Patient oder ein Helfer das Skrotum hochhält, deckt die Schwe-

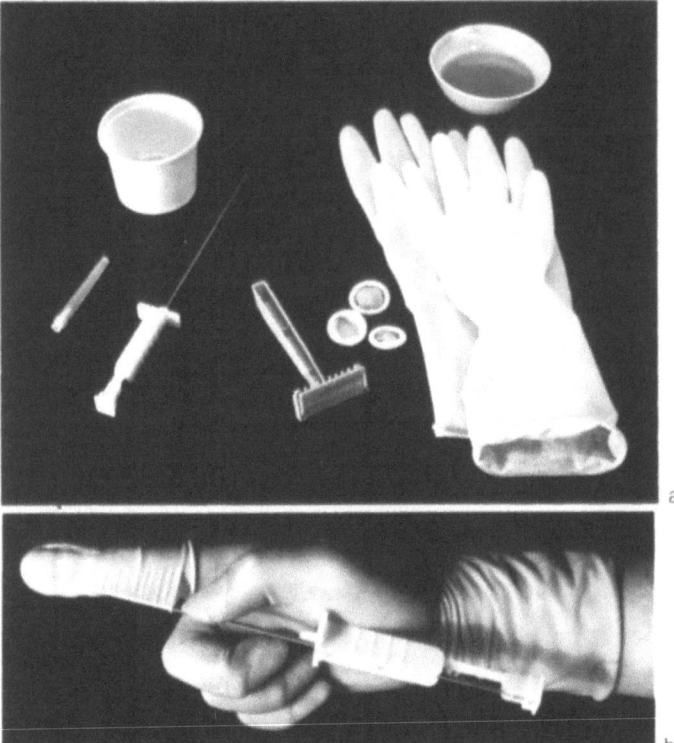

**Abb. 8.14. a** Notwendige Geräte für die Prostatastanzbiopsie: Tru-Cut Biopsienadel, Handschuhe, Fingerlinge, Gleitmittel, Desinfektionsspray, Formalingefäß für den Gewebezylinder, Pinzette, Einmalrasiermesser. **b** Bei der transrektalen Stanzbiopsie deckt der Urologe die Spitze der Biopsienadel mit einem Fingerling ab, um beim Einführen der Nadel in den Darm die Rektumschleimhaut nicht zu verletzen. Bei der Biopsie wird der Fingerling durchstochen

ster die Dammgegend mit einem Schlitztuch ab. Nach erfolgter Stanzbiopsie wird der Gewebezylinder in Formalinlösung (5–10%) eingelegt und zum Transport in das histologische Labor fertig gemacht. Bei der Saugbiopsie muß das gewonnene Material nach den Richtlinien des zytologischen Labors weiterbehandelt werden (z. B. Ausstreichen auf einem Objektträger, Trocknen, Fixieren).

Nach perinealer Stanzbiopsie sollte die Punktionsstelle nochmals desinfiziert und dann mit einem sterilen Tupfer oder Pflaster versorgt werden.

Bei jeder Art von Prostatabiopsie können Komplikationen auftreten, über die Sie den Patienten vorsorglich unterrichten sollten (Hämaturie, Darmblutung, Fieber, Schüttelfrost). Raten Sie dem Patienten, nach der Biopsie reichlich zu trinken, seinen Urin und Stuhl auf Blutbeimengungen zu kontrollieren und sich bei stärkerer Blutung und besonders bei Auftreten von Fieber wiedervorzustellen.

## 8.4 Allgemeine Hinweise zur Durchführung von endoskopischen Eingriffen und Prostatabiopsien

Naturgemäß ist es so, daß in einer Ambulanz mit hohem Patientendurchgang der Arzt nicht immer ausreichend Zeit hat, den Patienten auf die bevorstehende Untersuchung vorzubereiten. Dazu bedarf es unbedingt der Mitarbeit informierten Pflegepersonals.

Der Patient, der zum ersten Mal zystoskopiert wird, hat Angst vor dem Eingriff. Es ist die Aufgabe von Schwester und Pfleger, diese Angst zu mindern. Erklären Sie, wie der vorgesehene

Eingriff abläuft, wann er unangenehm sein kann und wie lange er voraussichtlich dauert. So können besonders Männer bei der Einführung des Instrumentes Schmerzen verspüren. Fordern Sie den Patienten auf, sich zu melden, wenn bei zu starker Füllung der Blase schmerzhafter Harndrang entsteht.

Sowohl zur endoskopischen Untersuchung als auch zur Prostatabiopsie wird der Patient auf dem Zystoskopietisch wie auf einem gynäkologischen Stuhl gelagert. Er liegt auf dem Rücken, die Beine sind weit gespreizt und auf Stützen angeschnallt. Das Gesäß wird so weit vorgeschoben, daß es mit dem vorderen Rand des Tisches abschließt. Nach der Lagerung decken Sie den Patienten zu, weil diese Lage für ihn peinlich ist. Schwester und Pfleger stehen während des Eingriffs neben dem Patienten, halten ihn an, bei der Einführung des Instrumentes ruhig durchzuatmen, nicht zu pressen und sich zu äußern, wenn stärkere Schmerzen oder Harndrang auftreten.

Bei endoskopischen Eingriffen und Prostatabiopsien ist die Assistenz der Schwester notwendig. Trotz der Konzentration auf Handreichungen sollten Sie sich aber zwischendurch mit dem Patienten unterhalten und ihn beruhigen.

Nach Beendigung der Untersuchung muß darauf geachtet werden, daß besonders ältere Patienten langsam und mit Unterstützung vom Zystoskopietisch aufstehen. Orthostatische Kreislaufstörungen, bedingt durch den Lagewechsel, sind nicht selten und werden vom Patienten als sehr unangenehm empfunden. Ebenso sollten Sie älteren Menschen Hilfe beim An- und Auskleiden anbieten.

Nach einer endoskopischen Untersuchung raten Sie dem Patienten, zur Durchspülung des Harntraktes reichlich Flüssigkeit zuzuführen. An dieser Stelle sei noch erwähnt, daß aus forensischen Gründen bei jeder körperlichen Untersuchung eines weiblichen Patienten die Anwesenheit einer Schwester in der Untersuchungskabine notwendig ist.

Nach der Untersuchung werden Zystoskopietisch, Auffangbecken und Fußboden mit einem schnell wirksamen Flächendesinfektionsmittel von Blut und Urin gründlich gereinigt und mit einem alkoholischen Desinfizienz abgesprüht.

Der Zystoskopietisch wird für den nächsten Patienten mit einer neuen Einmalunterlage (Papierrolle) bedeckt.

## 8.5 Wechsel von Nephrostomiekathetern und Harnleiterschienen

Bei Patienten, die zur endgültigen Harnableitung mit einem Nephrostomiekatheter versorgt sind, muß dieser etwa alle 4–6 Wochen gewechselt werden. Wir unterscheiden den endständig in das Nierenbecken eingeführten und den durchgezogenen Nierenfistelkatheter (Durchzugsnephrostomie, Abb. 8.15).

Der endständige Katheter wird nach Reinigung und Desinfektion der Hautöffnung und Instillation von sterilem Gleitmittel durch die Hautöffnung transrenal in das Nierenbecken vorgeschoben. Um die richtige Lage des Katheters in der Niere zu prüfen, spült man den Katheter mit steriler Kochsalzlösung an und beobachtet den Flüssigkeitsspiegel im Katheter, der sich atemsynchron heben und senken muß. Danach wird der Katheter in der optimalen Position fixiert. Dazu binden Sie eine Sicherheitsnadel mit einem Bindfaden (Zwirn) an den Katheter, streifen einen perforierten Pflasterstreifen über den Katheter und kleben das Pflaster über die Sicherheitsnadel fest an die Haut.

Beim Wechsel einer Durchzugsnephrostomie wird der neue Katheter in seiner Mitte mit 3–5 dicht beiananderliegenden seitlichen Öffnungen versehen. Dazu benutzt man eine Lüer-Zange. Danach wird der neue Katheter an ein Ende des

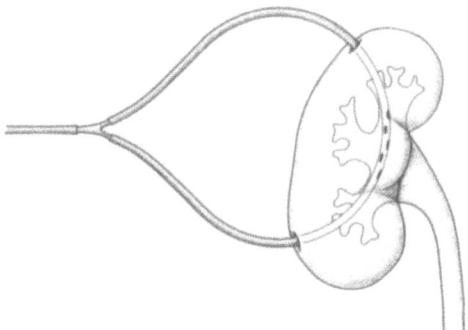

**Abb. 8.15.** Durchgezogener Nephrostomiekatheter (Durchzugsnephrostomie)

noch liegenden alten Katheters angenäht und durch Herausziehen des alten Katheters in die Niere eingezogen. Die beiden Enden des Durchzugskatheters verbinden Sie über ein Y-förmiges Zwischenstück (Schlauchverbinder) mit dem Schlauch des Urinbeutels. Abbildung 8.16 zeigt den Set, der zum Wechsel einer Durchzugsnephrostomie benötigt wird.

Bei kutaner Ausplanzung der Harnleiter, die zur besseren Urindrainage mit einem dünnen Katheter geschient sind, muß dieser ebenfalls alle 4–6 Wochen gewechselt werden. Man benutzt dazu dünne (8–12 Charr.) Silastic-Katheter, die durch das Stoma in den Harnleiter eingeschoben werden. Die Fixierung des Katheters an der Haut im Bereich des Stomas ist nicht unbedingt nötig, da ein Herausrutschen des Katheters in der Regel durch den aufgeklebten Urinstomabeutel verhindert wird. Allen Patienten, die zur dauernden Harnableitung Katheter tragen müssen, sollten Sie zur Vermeidung der lästigen Inkrustation der meisten Kathetermaterialien reichliche Flüssigkeitszufuhr und die medikamentöse Ansäuerung des Urins empfehlen.

## 8.6 Die Versorgung des Urinstomas

Patienten mit einem *Urinstoma* nach supravesikal harnableitenden Operationen wie *Ureterokutaneostomie* (Ausplanzung eines oder beider Harnleiter in die Bauchhaut), *Ileum-Conduit* oder *Kolon-Conduit* (Einpflanzung der Harnleiter in ein aus der Kontinuität herausgetrenntes Darmsegment, das endständig in die Bauchhaut ausgepflanzt wird), bedürfen der besonderen Betreuung und fürsorglichen Anleitung zur Pflege des Stomas und Handhabung der Klebebeutel.

In der frühen postoperativen Phase sind die Harnleiter in der Regel geschient, so daß die durch das Stoma herausgeleiteten dünnen Schienungskatheter direkt an Urinbeutel angeschlossen werden können.

Nach Abheilung der Operationswunde erfolgt die Harnableitung (mit oder ohne Schienen) in einen speziellen Klebebeutel *(Karaya-Urinstomabeutel)*, der über das Stoma gestülpt und auf die Bauchhaut geklebt wird (Abb. 8.17).

Voraussetzung für die optimale Haftfähigkeit der selbstklebenden Beutel ist die Pflege der das Stoma umgebenden Bauchhaut. Diese sollte bei jedem Beutelwechsel von Resten der Karaya-Masse sorgfältig gereinigt werden, wobei *warmes Wasser*, eine *milde Seife* und ein *Waschlappen* zum Einmalgebrauch, auf keinen Fall aber Äther oder Benzin benutzt werden. Die gereinigte Haut wird abgetrocknet und mit einer nichtfettenden Creme oder einem rasch eindringenden Spezialöl gepflegt.

Während der Reinigung und Pflege der Haut wird ein Wattebausch auf das Stoma gelegt, um den ausfließenden Urin aufzusaugen. Ein neuer Beutel wird vorbereitet. Bei der Auswahl der Größe des Karaya-Ringes ist zu beachten, daß

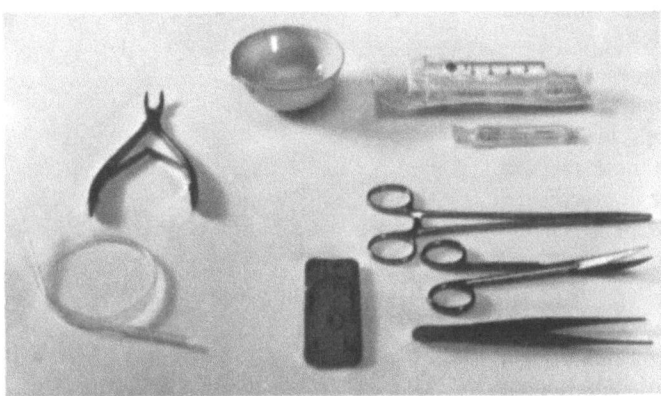

**Abb. 8.16.** Notwendige Geräte zum Wechsel eines Nierenfistelkatheters: Nephrostomiekatheter, Lüer-Zange, sterile Pinzette, sterile Handschuhe, steriles Gleitmittel, Nadelhalter, Naht, Schere

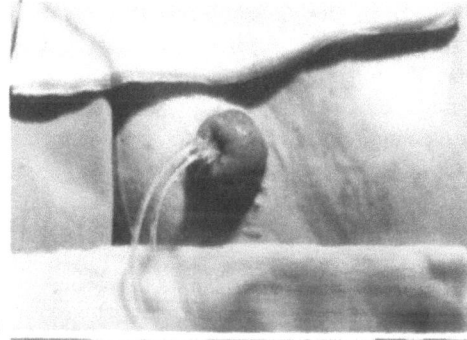

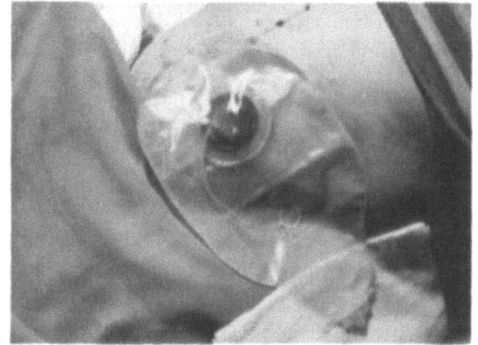

**Abb. 8.17 a, b.** Stoma bei einem Patienten mit Kolon-Conduit. Die Harnleiter sind noch geschient (**a**). Das Stoma ist mit einem $1^3/_4$-Zoll-Stomabeutel versorgt, wobei der Karaya-Ring das Stoma eng umschließt (**b**)

der Karaya-Ring das Stoma eng umschließen soll. Öffnen Sie zunächst das Abflußventil und blasen Sie Luft in den Beutel, damit sich dieser entfaltet. Danach wird der Schutzfilm über dem Karaya-Ring abgezogen. Der Ring sollte sich leicht klebrig anfühlen. Ist er hart und trocken, kann man einen Tropfen Wasser mit dem Finger auf dem Ring verstreichen. Nun wird die Schutzfolie von der Klebefläche abgezogen und diese straff, ohne Faltenbildung an die Bauchhaut angeklebt, wobei der Karaya-Ring das Stoma allseits eng umschließen muß. Beim Ankleben des Beutels ist unbedingt auf trockene Haut zu achten. Schon ein Tropfen Urin auf der Bauchhaut neben dem Stoma wird den Beutel innerhalb kurzer Zeit von der Haut ablösen. Hat man sich vom guten Sitz des Beutels überzeugt, drückt man die Luft aus dem Beutel, streicht ihn glatt und schliesst das Ventil.

Der Patient muß den Beutel durch Öffnen des Ventils entleeren, bevor dieser prall gefüllt ist. Vor dem Schlafengehen wird das geöffnete Ventil aus dem Beutel herausgezogen (für den nächsten Tag aufheben!) und ein großvolumiger Harnableitungsbeutel mit speziellem Schlauchansatz in die Ventilöffnung des Karaya-Beutel eingerastet.

Überzeugen Sie sich, daß Ihr Patient über optimale Hautpflege unterrichtet ist und den Umgang mit dem Stomabeutel beherrscht. Bei Problemen ziehen Sie einen *Fachhändler für medizinische Bandagen* zu Rate, der ggf. alternative Ableitungsmöglichkeiten ausprobieren wird.

Je nach Beschaffenheit der Haut braucht der Stomabeutel nur alle 2–3 Tage erneuert zu werden.

Bei Entzündungen der Bauchhaut im Bereich des Stomas und bei Patienten, bei denen der Beutel weniger als einen vollen Tag hält, empfiehlt es sich, eine einseitig selbstklebende Stomahesive-Platte ($10 \times 10$ cm) mit einer zentralen Öffnung für das Stoma auf die Haut aufzukleben. Der Karaya-Beutel wird dann direkt auf die Stomahesive-Platte aufgeklebt. Der Beutel braucht nun in der Regel nur etwa alle 5 Tage gewechselt zu werden, wobei man die Stomahesive-Platte ruhig 10 Tage auf der Haut beläßt und dann gegebenenfalls erneuert.

## 8.7 Reinigung, Pflege, Desinfektion und Aufbewahrung des urologischen Instrumentariums

### 8.7.1 Katheter

Katheter zur diagnostischen Urinabnahme sowie zur Harnableitung sind in der Regel zum Einmalgebrauch bestimmt.

Wiederverwendbare Bougierungs- und Kalibrierungskatheter aus Plastikmaterialien werden in ein wirksames Instrumentendesinfektionsmittel eingelegt (30 min). Nach Abspülen mit Sterilwasser (innen und außen) erfolgt die Kaltsterilisation in einer entsprechenden Sterilisationslösung (3 h). Abspülen mit Sterilwasser und einwickeln in ein steriles Tuch zum Trocknen.

Danach werden die Katheter mit einer sterilen Pinzette in einen sterilen Kasten oder eine sterile Leinentasche einsortiert.

Katheter und Sonden aus Metall können nach Reinigung unter fließendem Wasser autoklaviert oder – in Folien eingeschweißt – gassterilisiert werden.

Woodruff-Katheter werden außen mit Sterilwasser gereinigt, innen nach Entfernen des Mandrins mit der Wasserstrahlpumpe durchspült. Trocknen in einem sterilen Tuch. Einschweißen von Katheter und Mandrin und dann Gassterilisation.

### 8.7.2 Endoskopisches Instrumentarium

**Desinfektion:** Einlegen in chemische Desinfektionslösung für 30 min.

**Reinigung:** Die Instrumente werden nach der Desinfektion auseinandergenommen und mit einem sauberen, nicht fasernden Tuch unter fließendem warmen Wasser abgespült. Durchspülen von Schaft und Hähnen mir der Wasserstrahlpumpe. Okular- und Objektfenster reinigt man mit einem Watteträger.

**Sterilisation in Alhydex-Lösung:** Einlegen in Alhydex-Lösung für 30 min. Trocknen auf sterilem Tuch in einem speziellen Trockenofen.

Danach werden die Instrumente mit einer speziellen Instrumentenfaßzange in die sterile Instrumentenschale (Plexiglas oder Stahl) gelegt, in der sie bis zum nächsten Gebrauch verbleiben. Eine mit Formalintabletten gefüllte Spezialschachtel kann beigelegt werden. Optik, Schaft und Mandrin werden erst vor Gebrauch wieder zusammengesetzt.
Oder:

**Gassterilisation:** Das sicherste Verfahren ist die Gassterilisation, die jedoch leider sehr zeitaufwendig ist und daher eine reichhaltige Ausstattung mit Instrumenten voraussetzt. Bei der Gassterilisation ist die richtige *Verpackung* der Instrumente von großer Bedeutung. Das Verpackungsmaterial muß für das Gas (Äthylenoxydgas) gut durchdringbar sein. Gebräuchliche Verpackungsmaterialien für die Gassterilisation sind Papierbeutel und Polyäthylenfolien (maximale Foliendicke: 75 µm). Beutel aus Aluminiumfolie, Nylon, Saran und PVC sind für die Gassterilisation mit Äthylenoxyd verboten. Nach der Gassterilisation ist auf eine ausreichend lange Belüftungszeit zu achten, die bei Raumtemperatur mindestens 48 h dauern muß. Es ist erforderlich, die Gebrauchsanleitung des Gassterilisators und die Richtlinien des Bundesgesundheitsamtes über Gassterilisation genau zu befolgen.
Oder:

**Autoklavieren im Dampfsterilisator:** Nur besonders gekennzeichnete Optiken dürfen autoklaviert werden.

*Keine Heißluftsterilisation!* Für alle Desinfektions- und Sterilisationsverfahren gilt, die entsprechenden Anleitungen der Herstellerfirmen des endoskopischen Instrumentariums genau zu beachten.

*Ablaufschläuche* und *Gummikappen* werden gereinigt und ausgekocht und nach Trocknung in der Instrumentenschale aufbewahrt. Die zuführenden *Wasserschläuche* werden in Spezialpapier eingepackt, mit Teststreifen markiert und dampfsterilisiert.

Zur *Instrumentenpflege* werden die Hähne gelegentlich auseinandergenommen und eingefettet und das Gelenk des Albarran-Hebels geölt (Spezialfett, Spezialöl). Die Backen von Fremdkörper- und PE-Zangen müssen ausgebürstet, angelaufene Metallköpfe von Koagulations- und Schlitzsonden vorsichtig abgeschmirgelt werden.

## 8.8 Medikamente in den urologischen Funktionsräumen

Zur Behandlung von Notfällen, akuten Schmerzzuständen, zur Sedierung von Kindern und zur Diagnostik sollen die folgenden Medikamente in den urologischen Funktionsräumen vorrätig sein:

**Behandlung von Notfällen:**
— Urbason solubile forte
— Calcium
— Natriumbicarbonat
— Plasmaexpander
— Arterenol
— Euphyllin
— Nitrolingual
— Novadral

**Behandlung von Schmerzzuständen:**

- Baralgin
- Buscopan
- Fortral

**Zur Sedierung von Kindern:**

- Chloralhydrat-Rectiole
- Atosil
- Valium

**Diagnostik:**

- Lokalanästhetikum 1%
- Lasix (zur Anregung der Diurese, „Belastungsurographie")
- Liquemin (zur Provokation intermittierender Harnblutungen)
- Indigokarmin (Chromozystoskopie, Nachweis von Ureter/Blasen-Scheiden-Fisteln, anale Kontinenzprüfung vor Ureterosigmoideostomie)

# 9 Die urologische Allgemeinstation

Die urologische Allgemeinstation dient der Versorgung konservativ und operativ behandelter Patienten mit urologischen Erkrankungen. Sie unterscheidet sich nur durch eine spezielle instrumentelle Ausrüstung von jeder beliebigen chirurgischen Station.

Das folgende Schema gibt einen Überblick über die notwendigen Geräte, die entsprechend den speziellen Bedürfnissen einer urologischen Station zusätzlich zur Regelausstattung einer chirurgischen Station vorhanden sein müssen.

## 9.1 Ausstattung zur Diagnostik

- Sterile Einmalbecher zur bakteriologischen Harnuntersuchung
- Urinsammelgefäße verschiedener Größe
- Teststreifen zur Harndiagnostik (Zucker, Eiweiß, pH, Nitrit, Blut)
- Urometer mit Standgefäß
- Einmalkatheter für Männer und Frauen
- Klebebeutel zur Uringewinnung bei Kindern
- Einmalhandschuhe, Fingerlinge
- Steriles Gleitmittel für Katheterismus
- Unsteriles Gleitmittel für rektale Untersuchung
- Penisklemmen
- Desinfektionstupfer

## 9.2 Ausstattung zur Behandlung

- Kathetersortiment (Einmalkatheter, Verweilkatheter, Spülkatheter)
- Sterile Urinauffangbeutel mit Halterung
- Sterile Urinmeßgefäße zur Stundenbilanz
- Einmalkatheter-Sets
- Einmalblasenspritzen (50 ml)
- Spüllösung (0,9%ige Kochsalzlösung)
- Dauerspüllösungen (5 l, 10 l) mit Infusionssystem
- Urostomiebeutel (Größen: 1, $1^1/_4$, $1^1/_2$, $1^3/_4$, 2 Zoll)
- Stomahesive-Pflaster
- Einmalnierenschalen

Um Zeit und Wege zu sparen, hat sich für die urologische Station die Einrichtung eines *Spülwagens* bewährt. Dieser Wagen sollte in übersichtlicher Anordnung alle für Katheterismus und Blasenspülung notwendigen Geräte enthalten.

Die regelmäßige, gründliche Reinigung dieses Spülwagens entsprechend den allgemeingültigen Hygiene- und Desinfektionsregeln ist unbedingt erforderlich.

## 9.3 Allgemeine Diagnostik bei stationärer Aufnahme

Kommt der Patient zur stationären Aufnahme, werden zuerst die folgenden Verrichtungen durchgeführt.

### 9.3.1 Allgemeine Maßnahmen
- Aufnahme der Personalien und Anmeldung bei der Verwaltung
- Anlegen einer Fieberkurve
- Messung von Blutdruck, Temperatur, Puls
- Feststellung von Körpergröße und Körpergewicht

### 9.3.2 Blutuntersuchungen
- Blutbild
- Blutsenkung
- Blutzucker
- Quick
- Serum-Elektrolyte (Natrium, Kalium, Chlorid, Calcium, Phosphor)
- Serum-Kreatinin
- Serum-Harnstoff
- Gesamteiweiß
- Serum-Harnsäure
- Alkalische Phosphatase
- Bei Männern: saure Phosphatase, Prostata-Phosphatase

### 9.3.3 Urinuntersuchungen
- Zucker, Eiweiß, Nitrit, pH, Sediment
- Urinkultur

### 9.3.4 Röntgenuntersuchungen
- Nachfragen, ob ein Ausscheidungsurogramm vorhanden ist
- Röntgen-Thorax

Bei den laborchemischen Untersuchungen kommt den Serum-Elektrolyten und harnpflichtigen Substanzen eine besondere Bedeutung zu.
Wir sollten die Normalwerte der wichtigsten Laborparameter kennen, um den Arzt bei Werten außerhalb der Norm sofort verständigen zu können.

Tabelle 9.1

| Serum | Bisherige Einheiten | S.I.-Einheiten |
|---|---|---|
| Natrium | 135 –147 mval/l | 135 –147 mmol/l |
| Kalium | 4 – 4,8 mval/l | 4 – 4,8 mmol/l |
| Chlorid | 98 –107 mval/l | 98 –107 mmol/l |
| Calcium | 4,2– 5,6 mval/l | 2,1– 2,8 mmol/l |
| Harnstoff | 23 – 35 mg/100 ml | 3,8– 5,8 mmol/l |
| Kreatinin | 0,6– 1,0 mg/100 ml | 53 – 88,4 µmol/l |

Es ist schon bei den Voruntersuchungen wichtig, dem Patienten Vertrauen zu vermitteln, wozu erfahrenes urologisches Personal durch besondere Fachkenntnisse entscheidend beitragen kann. Dazu gehört auch, dem Patienten die Notwendigkeit und den Ablauf der verschiedenen Untersuchungen zu erklären. Besonders bei der Harngewinnung für die bakteriologische Untersuchung müssen Schwester und Pfleger dem Patienten durch Erklärung und Hilfe beistehen.

## 9.4 Spezielle präoperative Diagnostik

### 9.4.1 Röntgen, Schall, Isotopen
- Ausscheidungsurogramm
- MCU
- Nierensonographie
- Nierenfunktionsszintigraphie
- Nierenangiographie
- Lymphographie
- Computertomographie

Besonders für die urologische Röntgendiagnostik muß der Patient gut vorbereitet werden. Dazu gibt es sicher mehrere Möglichkeiten, die je nach Klinikerfahrung verschieden sind. Doch sollten Sie einige Richtlinien beachten.

**Vorbereitung zur Ausscheidungsurographie:**
- 1–2 Tage vorher: keine stark blähenden Speisen (Kohl, Hülsenfrüchte, frisches Brot)
- 1 Tag vorher: leicht verdauliche Kost
- Am Morgen der Untersuchung: Patient muß *nüchtern* bleiben.

Die Stationsschwester muß dafür sorgen, daß ein zum Ausscheidungsurogramm angemeldeter Patient zeitig, d. h. am frühen Vormittag, geröntgt wird.
Wenn im Rahmen der allgemeinen Diagnostik eine MDP oder ein Kolon-Kontrasteinlauf erforderlich sind, sollte die Schwester darauf achten, daß die urologischen Röntgenuntersuchungen *vorher* durchgeführt werden. Das Kontrastmittel nach einer MDP oder einem Kolon-Kontrast verbleibt normalerweise mehrere Tage im Darm und macht die Beurteilung von Nierenaufnahmen unmöglich.
Zur Sonographie braucht der Patient nicht nüchtern sein. Er soll sein Ausscheidungsurogramm in die sonographische Untersuchungsstelle mitnehmen. Vor der Szintigraphie ist reichliche Flüssigkeitszufuhr wesentlich.
Die pedale Lymphangiographie setzt ein Fußbad und die Rasur beider Fußrücken voraus.

Säuglinge und Kleinkinder sollten vor allen genannten Untersuchungen unbedingt ausreichend sediert werden (s. 11.2.4).

### 9.4.2 Funktionsprüfung anderer Organe
– EKG
– BZ-Tagesprofil
– Lungenfunktion

### 9.4.3 Therapeutische Konsequenzen
– Digitalisbehandlung
– Medikamentöse Einstellung eines Diabetes mellitus

Für die Entscheidung über Operationsfähigkeit, Digitalisierung und medikamentöse Behandlung eines Diabetes mellitus müssen alle Laborergebnisse, ein aktuelles EKG und eine Lungenaufnahme des Patienten für den Stationsarzt, den internistischen Konsiliarius und den Anästhesisten bereitgelegt werden. Wichtig ist der frühzeitige präoperative Beginn der Digitaliseinstellung, weil erst nach einigen Tagen ein ausreichender Digitalisspiegel im Blut vorhanden ist.

Wird ein Diabetiker zur Operation aufgenommen, muß durch ein BZ-Tagesprofil die Einstellung des Diabetes geprüft werden. Je nach Ergebnis wird mit dem Arzt über Erhöhung oder Reduzierung des zuckersenkenden Medikamentes beraten.

Weitere spezielle präoperative Maßnahmen werden bei den entsprechenden Operationen abgehandelt.

## 9.5 Die Bedeutung des 24-Stunden-Sammelurins

Einige auch in der Urologie wichtige Untersuchungen werden aus Proben des 24-Stunden-Urins durchgeführt. Dazu zählen besonders die endogene Kreatinin-Clearance, die Ausscheidung der Elektrolyte Calcium und Phosphor, von Eiweiß oder speziellen Aminosäuren (z. B. Zystin, Lysin, Arginin und Ornithin bei der Cystinurie) sowie von Harnsäure und Oxalsäure.

Das Sammeln des 24-Stunden-Urins beginnt am Morgen, nachdem der Patient aufgestanden ist und seine Blase entleert hat. Der erste Morgenurin wird verworfen. Danach beginnt die Sammelperiode, die Uhrzeit muß notiert werden. Von nun an werden alle Harnportionen über die nächsten 24 h in einem Behälter gesammelt, einschließlich der ersten Harnentleerung am nächsten Morgen, genau 24 h nach Beginn der Sammelperiode.

Um den 24-Stunden-Urin möglichst genau zu sammeln, erklären Sie dem Patienten, daß ein exakt gesammelter Urin wesentlich zur Diagnostik beitragen kann. Der intelligente und kooperative Patient sollte selbst für das Sammeln seines Urins verantwortlich gemacht werden. Wichtig ist der Hinweis, daß während der Sammelperiode *jede* Urinportion aufzufangen ist, also auch eine eventuelle Harnentleerung beim Stuhlgang.

### 9.5.1 Spezifisches Gewicht, Urometer

Das spezifische Gewicht wird von der Gewichtsmenge der im Urin gelösten Bestandteile bestimmt. Zur Messung benutzt man ein Spindelaräometer, das in einen mit Urin gefüllten Meßzylinder getaucht wird.

Die Aräometer (Urometer) sind bei 15°C geeicht. Wird das spezifische Gewicht von körperwarmem Urin gemessen, müssen wir für je 3°C Temperaturdifferenz einen Teilstrich (0,001) zum abgelesenen Wert hinzuzählen.

Das spezifische Gewicht des gesamten Tagesurins eines Gesunden schwankt zwischen 1015 und 1030.

### 9.5.2 Die endogene Kreatinin-Clearance

Kreatinin wird in den Glomeruli der Nieren aus dem Blut filtriert, in den Tubuli aber weder wesentlich reabsorbiert noch sezerniert. Das im Harn nachweisbare Kreatinin entspricht also recht genau der Menge Kreatinin, die von den Glomeruli filtriert wurde. Zur Berechnung der endogenen Kreatinin-Clearance benötigen wir Angaben über

– die Menge des 24-Stunden-Urins
– die Kreatinin-Konzentration im Urin
– den Mittelwert des Serum-Kreatinins am Anfang und Ende der Sammelperiode (also: zwei Blutentnahmen)
– Körpergröße und Gewicht des Patienten

Die Kreatinin-Clearance ($C_{Kr}$) wird nach der Formel berechnet:

$$C_{Kr} = \frac{\text{Urinausscheidung (ml/min)} \times \text{Kreatinin im Urin (mg/100 ml)}}{\text{Mittelwert des Serum-Kreatinins (mg/100 ml)}}$$

**Berechnungsbeispiel:**
Alter des Patienten: 14 J.
Körpergewicht: 48 kg
Körpergröße: 162 cm
Urinmenge/24 h: 1700 ml = 1,18 ml/min
Urin-Kreatinin: 85 mg/100 ml
Serum-Kreatinin (Mittelwert): 1,1 mg/100 ml

$$C_{Kr} = \frac{1{,}18 \text{ ml/min} \times 85 \text{ mg/100 ml}}{1{,}1 \text{ mg/100 ml}}$$

$$= 91{,}18 \text{ ml/min}$$

Serum-Kreatinin und Kreatininausscheidung sind von der Muskelmasse abhängig, also von Körpergröße und Gewicht. Um die Ergebnisse der Clearance bei Menschen verschiedenen Alters und Körpergewichtes vergleichbar zu machen, wird die Clearance auf die durchschnittliche Körperoberfläche eines normalgewichtigen Erwachsenen bezogen (1,73 m²).

In unserem Beispiel ergibt sich aus Größe und Gewicht des Patienten entsprechend dem Körperoberflächen-Nomogramm (s. S. 55) eine Körperoberfläche von 1,48 m². Wir müssen den errechneten Clearance-Wert von 91,18 ml/min also auf die durchschnittliche Körperoberfläche von 1,73 m² korrigieren. Das geschieht durch folgende Zweisatzrechnung:

1,48 m² ≙ 91,18 ml/min
1,73 m² ≙ ?
Die korrigierte endogene Kreatinin-Clearance beträgt bei unserem Patienten also:
$C_{Kr} = 106{,}5$ ml/min · 1,73 m²
In S.I.-Einheiten wird die Clearance in ml/s ausgedrückt.

### 9.5.3 Quantitative Eiweißbestimmung

Die meisten Nierenerkrankungen gehen mit einer geringen Eiweißausscheidung (von weniger als 1 g/Tag) einher. Eiweißverluste von mehr als 4 g/Tag (nephrotisches Syndrom) weisen auf eine vorwiegend glomeruläre Nierenerkrankung hin.
Durch spezielle Untersuchungen (Urin-Elektrophorese, Bence-Jones-Probe) lassen sich die im Urin ausgeschiedenen Eiweißkörper identifizieren (selektive und nicht-selektive Proteinurie) und Paraproteine nachweisen.

### 9.5.4 Ausscheidung von Aminosäuren

Bei der Zystinurie findet sich eine stark erhöhte Ausscheidung der Aminosäuren Zystin, Lysin, Arginin und Ornithin. Die Anreicherung von Zystin im Urin kann zur Bildung von Zystinsteinen führen. Grenzwert der Zystinausscheidung: 10–20 mg/24 h.

### 9.5.5 Normalwerte des 24-Stunden-Urins

Tabelle 9.2

|  | Bisherige Einheiten | S.I.-Einheiten |
|---|---|---|
| pH | 4,8–7,5 | 4,8–7,5 |
| spez. Gewicht | 1015–1030 | 1015–1030 rel. Dichte |
| Harnstoff | 20–35 g/24 h | 333–583 mmol/24 h |
| Harnsäure | 0,5–0,8 g/24 h | 3,0–4,7 mmol/24 h |
| Kreatinin | 0,4–3,5 g/24 h | 3,5–30,9 mmol/24 h |
| Natrium | 75–120 mval/24 h | 75–120 mmol/24 h |
| Chlorid | 75–120 mval/24 h | 75–120 mmol/24 h |
| Kalium | 40–100 mval/24 h | 40–100 mmol/24 h |
| Calcium | 4–15 mval/24 h | 2–7,5 mmol/24 h |
| Phosphor | 0,5–1,0 g/24 h | 16,2–32,4 mmol/24 h |
| Oxalsäure | 30–40 mg/24 h | 0,333–0,444 mmol/24 h |
| Magnesium | 5–10 mval/24 h | 2,5–5 mmol/24 h |
| Kreatinin-Clearance | 100–120 ml/min/1,73 m² | 1,6–2 ml/s/1,73 m² |

# 10 Vorbereitung zu kleinen, mittleren und großen Operationen

## 10.1 Allgemeine praeoperative Vorbereitung

### 10.1.1 Maßnahmen am Tag vor der Operation

**Aufklärung durch den Arzt**
— Unterschrift der OP-Einverständniserklärung
— Narkosegespräch mit dem Anästhesisten, Angabe der Prämedikation

Ergibt sich nach Abschluß der praeoperativen Diagnostik die Notwendigkeit einer Operation, muß der Arzt den Patienten über Art und Bedeutung des Eingriffs aufklären. Auch über Risiken und mögliche Auswirkungen ist der Patient zu informieren. Anschließend muß der Patient sein Einverständnis mit dem Eingriff durch Unterschrift der OP-Einwilligung dokumentieren. Bei Minderjährigen müssen die Eltern oder deren gesetzliche Vertreter unterschreiben.

Am Vortage der geplanten Operation wird auch der Anästhesist den Patienten sehen und sich über seinen Zustand und eventuelle Begleiterkrankungen informieren. Um das Narkoserisiko abschätzen zu können, muß der Anästhesist die Fieberkurve des Patienten mit allen relevanten Daten sehen.

Insbesondere interessieren den Anästhesisten das Blutdruckverhalten des Patienten, EKG und Thoraxaufnahme sowie die aktuellen Laborwerte (Kreatinin, Blutbild mit Thrombozyten, Quick, SGPT, Serum-Elektrolyte, Gesamteiweiß). Der Anästhesist bespricht mit dem Patienten die Art der Narkose und die möglichen Risiken und legt anschließend die Prämedikation auf dem vorbereiteten Narkoseprotokoll fest.

**Pflegerische Maßnahmen:**
— Rasur (s. 10.5), Vollbad oder Duschbad
— Abführen
— Breikost (abends), ab 22 Uhr nüchtern
— Schlafmittel auf Verordnung

Am Tag vor der Operation sollte der Patient bereits morgens ein orales Abführmittel erhalten. Häufig muß abends zusätzlich ein Klysma oder Reinigungseinlauf verabfolgt werden. Der Patient soll baden oder duschen, nachdem er vorher je nach Art des Eingriffes rasiert worden ist.

Achten Sie darauf, daß der Patient tagsüber leichte Kost und abends nur Breikost erhält. Sie müssen den Patienten darüber informieren, daß er ab 22 Uhr nichts mehr essen und trinken darf.

Um Ängste und Spannungszustände vor der Operation zu verringern, erhält der Patient am Abend ein Schlaf- oder Beruhigungsmittel nach Rücksprache mit dem Stationsarzt oder Anästhesisten.

### 10.1.2 Maßnahmen am Operationstag

— Embolieprophylaxe
— OP-Hemd, OP-Haube
— Entfernung von Prothesen
— Prämedikation auf Abruf

Eine umsichtige und erfahrene Krankenpflegeperson bereitet den Patienten rechtzeitig und mit Ruhe auf die Operation vor. Wird der OP-Beginn nicht richtig eingeschätzt, hat der Patient unter Hektik und Unüberlegtheit des Personals zu leiden. Das Bereitlegen aller notwendigen Dinge macht den mühelosen und ruhigen Ablauf der Vorbereitungen leichter.

Zur Thromboseprophylaxe werden dem Patienten Antiemboliestrümpfe angezogen. Diese sind in verschiedener Größe erhältlich und durch gleichmäßig straffen Sitz auf jeden Fall den herkömmlichen elastischen Binden vorzuziehen. Danach wird der Patient mit OP-Hemd und OP-Haube bekleidet. Ringe, Zahnprothesen, künstliche Haarteile und Nagellack müssen entfernt werden. Auf Abruf verabreicht die zuständige Pflegeperson die festgelegte Prämedikation.

## 10.2 Kleine urologische Eingriffe

- Urethro-Zystoskopie
- Harnleitersondierung
- Retrograde Pyelographie
- Schlingenbehandlung
- Eingriffe am äußeren Genitale (Zircumzision, Hydrozele, Vasektomie, Meatotomie)

## 10.3 Mittlere urologische Eingriffe

- Nierenfreilegung:
  Nierenzyste
  Nephropexie
  Pyelolithotomie
  Nephrostomie
  einfache Nephrektomie
- Harnleiterfreilegung:
  Ureterolithotomie
  Harnleiterneueinpflanzung
  kutane Harnleiterausplanzung
- Blasenoperationen:
  Sectio alta zur Blasensteinentfernung
  Blasenteilresektion
- Offene Prostatektomie
- Transurethrale Resektion (TUR) von Prostataadenom oder Blasentumor
- Sonstige transurethrale Operationen:
  Harnröhrenschlitzung
  Lithotrypsie
  Kryochirurgie
- Harnröhrenplastik
- Penisamputation

*10.3.1 Zusätzliche vorbereitende Maßnahmen*
- Thorax, EKG
- Konserven anfordern
- Gerinnungsstatus
- Hoher Reinigungseinlauf
- Bei Steinoperationen: präoperative Abdomenübersichtsaufnahme

## 10.4 Große urologische Eingriffe

- Nierenbeckenplastik
- Boari-Plastik
- Nierenpol- oder Nierenteilresektion
- Tumornephrektomie
- radikale Prostatektomie
- Zystektomie mit supravesikaler Harnableitung:
  Ureterosigmoideostomie
  Ileum-Conduit
  Kolon-Conduit
- Abdominale Lymphknotenausräumung

*10.4.1 Zusätzliche vorbereitende Maßnahmen*
- Patient muß ausreichend hydriert sein (reichlich Flüssigkeit oral, evtl. Infusionen)
- Einlauf an den beiden Tagen vor der OP
- Blutkonserven bereitstellen
- Patienten informieren, daß postoperativ evtl. Betreuung auf der Intensivstation erforderlich ist

**Bei supravesikaler Harnableitung unter Bildung eines Stomas:**

- Bitten Sie den Arzt, die Stelle des geplanten Stomas auf der Bauchhaut des Patienten einzuzeichnen
- Kleben Sie dort einen mit 150 ml Wasser gefüllten Urinstoma-Beutel auf und prüfen Sie am folgenden Tag, ob der Beutel einwandfrei gehalten hat. Teilen Sie dem Arzt Ihre Beobachtung mit.

**Bei Ureterosigmoideostomie:**

- Kolon-Kontrasteinlauf anmelden (zur röntgenologischen Beurteilung des Dickdarms)
- Prüfung der Reservoirfähigkeit des Sigma:
  Bei Kindern und Erwachsenen: Einlauf von 150–300 ml körperwarmen Wassers, das mit einigen Tropfen Indigokarmin gefärbt wurde. Danach muß der Patient mindestens eine Stunde herumlaufen. Kontinenzprüfung durch Inspektion der Unterhose. Informieren Sie den Arzt über Ihre Beobachtung

  Bei Kleinkindern: digitale Beurteilung des Analsphinktertonus
- 3 Tage praeoperativ: täglicher Einlauf, bei Kleinkindern Klysma
- 3. und 2. Tag präoperativ: schlackenarme Kost

- 1. praeoperativer Tag: keine feste Nahrung
  1500 ml Infusionen mit bedarfsgerechter Kalorien- und Elektrolytsubstitution
  4000 ml der folgenden Lösung oral oder besser als Dauertropfinfusion über eine *Duodenalsonde:*
  („Schwedentrunk"): NaCl 32,5 g, Natriumbicarbonat 12,5 g, KCl 3,75 g, Aqua dest. ad 5000,0
- Darmsterilisation mit oral zugeführten nichtresorbierbaren Antibiotika nur auf besondere ärztliche Anordnung

## 10.5 Rasurtabelle für urologische Operationen

*Nierenoperationen und hohe Harnleitereingriffe:*
Von den Brustwarzen bis zur Symphyse, seitlich bis zur Wirbelsäule

*Tiefe Harnleitereingriffe:*
Mittel- und Unterbauch

*Suprapubische Prostatektomie, Sectio alta:*
Unterbauch, Schamhaare

*Transurethrale Eingriffe:*
Schamhaare

*Genitaleingriffe:*
Schamhaare

*Transperitoneale Eingriffe:*
Von handbreit oberhalb der Brustwarzen bis zur Symphyse

# 11 Postoperative Versorgung

Bei der postoperativen Behandlung nach urologischen Eingriffen gelten die gleichen Richtlinien bezüglich *postoperativer Nahrungskarenz, aufbauender Kost, Atem- und Bewegungstherapie, Thromboseprophylaxe* und *medikamentöser Unterstützung der Darmtätigkeit* wie nach jedem chirurgischen Eingriff.

Im folgenden sollen daher nur die Gesichtspunkte abgehandelt werden, die nach urologischen Operationen zusätzlich unbedingt beachtet werden müssen und für den Erfolg des Eingriffs von ausschlaggebender Bedeutung sein können.

## 11.1 Allgemeine postoperative Maßnahmen

Nach allen kleinen, mittleren und großen Eingriffen sind zur postoperativen Versorgung des Patienten die folgenden allgemeinen Richtlinien gültig:

### 11.1.1 Kontrolle der Vitalfunktionen

Sobald der Patient aus dem OP oder Aufwachraum auf die Station zurückgebracht wird, kontrollieren Sie *Puls, Blutdruck, Temperatur* und *Atmung* und halten die Ergebnisse auf einem *Überwachungsbogen* fest.

### 11.1.2 Überwachung von Harnableitungen und Wunddrainagen

Nach der Kontrolle der Vitalfunktionen sollten Sie Ihr Augenmerk auf Katheter und Drainagen richten. Sind mehrere Katheter vorhanden, sollten diese sinnvollerweise gekennzeichnet werden, um Verwechslungen zu vermeiden. Liegt ein *Blasenverweilkatheter*, sollte ein neuer Urinbeutel angehängt und die Urinausscheidung in der Folgezeit stündlich gemessen werden. Achten Sie darauf, daß der Katheter nicht abknickt und der Patient nicht auf seinem Katheter liegt.

Neben der Harnmenge ist auch die Urinfarbe zu kontrollieren. Bei starker Hämaturie oder Abnahme der Ausscheidung ist der Arzt zu verständigen.

Läßt der Patient *Spontanurin*, muß eine für ihn leicht erreichbare Urinflasche bereitgestellt werden. Häufig ist die erste postoperative Spontanmiktion schwierig. Die erfahrene Pflegeperson kennt einige Kniffe, die dem Patienten die erste Spontanmiktion bisweilen erleichtern können:

— Aufdrehen des Wasserhahns; das Geräusch fließenden Wassers übt einen akustischen Miktionsreiz aus
— Eintauchen der Patientenhand in kaltes Wasser

Besteht starker Harndrang, ohne daß der Patient zur spontanen Miktion in der Lage ist, sollte ein *Einmalkatheterismus* vorgenommen werden.

Auch Wunddrainagen müssen überwacht werden. Sie dürfen nicht abknicken. Bei stärkeren Blutverlusten aus der Drainage muß der Arzt gerufen werden. Achten Sie darauf, daß eine Wunddrainage nicht versehentlich angespült wird. Nach operativer Eröffnung des harnableitenden Systems entleert sich in den ersten postoperativen Tagen Urin aus der Drainage. Die Drains dürfen daher nicht zu früh entfernt werden.

### 11.1.3 Flüssigkeitszufuhr, Elektrolytbilanz

Nach operativen Eingriffen am Harntrakt ist die *konstante Flüssigkeitszufuhr* besonders wichtig. Während der Patient nach kleinen Eingriffen in der Regel schon am Abend des OP-Tages wieder Flüssigkeit zu sich nehmen kann, werden nach mittleren und großen Eingriffen über 2–3 Tage Infusionen verabreicht. Um eine konstante Diurese zu erzielen, sollen die Infusionen morgens vom Arzt angegeben werden und danach *kontinuierlich über 24 h* eintropfen.

## Ziel der Infusionstherapie:
- Deckung des Flüssigkeits- und Elektrolytbedarfs
- Durchspülung des Harntraktes
- Ausgleich von Flüssigkeitsverlusten (Drainagen, Magensonde, Fieber)
- Zufuhr von Nährstoffen

**Allgemeine Richtlinien zur Infusionstherapie.** Der Flüssigkeitsbedarf eines normalgewichtigen Erwachsenen liegt bei 2500–3000 ml/24 h. Art und Reihenfolge der Infusionen werden bei der Morgenvisite festgelegt. Bei fiebernden Patienten ist die Flüssigkeitszufuhr um 500–1000 ml/24 h zu erhöhen. Auch bei medikamentöser Forcierung der Diurese muß die Zufuhr der erhöhten Ausscheidung angepaßt werden.

Tabelle 11.1. Mittlerer Flüssigkeitsbedarf von Säuglingen und Kindern

| Alter (Jahre) | Gewicht (kg) | ml/24 h | ml/kg/24 h |
|---|---|---|---|
| 0,1 | 3,6 | 650 | 180 |
| 0,3 | 5,5 | 800 | 140 |
| 0,6 | 7,5 | 900 | 120 |
| 0,9 | 9,0 | 960 | 105 |
| 1,0 | 10,0 | 1000 | 100 |
| 3,0 | 14,0 | 1200 | 85 |
| 5,0 | 19,0 | 1450 | 75 |
| 7,0 | 24,0 | 1600 | 65 |
| 9,0 | 28,0 | 1750 | 60 |
| 12,0 | 38,0 | 2000 | 50 |

Vergessen Sie nie, bei *niereninsuffizienten Patienten* nach der noch vorhandenen Restdiurese zu fragen, um eine Überinfusion (Überwässerung) zu vermeiden.

**Elektrolytbilanz.** Mit dem Urin werden Elektrolyte ausgeschieden, die üblicherweise mit der Nahrung ergänzt werden. Bei Frischoperierten müssen die Elektrolyte mit den Infusionen zugeführt werden.

Zur Ermittlung der Körperoberfläche (aus Körpergewicht und Größe) bedienen Sie sich des Körper-Oberflächen-Nomogramms (s. S. 55).

Tabelle 11.3. Einige wissenswerte Angaben für die Elektrolyttherapie

| | |
|---|---|
| 1 mval Natrium | = 23,0 mg |
| 1 mval Kalium | = 39,1 mg |
| 1 mval Calcium | = 20,0 mg |
| 1 mval Chlorid | = 35,5 mg |
| 1 mval Bicarbonat | = 61,0 mg |
| 1 g Natrium | = 43,5 mval |
| 1 g Kalium | = 25,6 mval |
| 1 g Calcium | = 49,9 mval |
| 1 g Chlorid | = 28,2 mval |
| 1 g Bicarbonat | = 16,4 mval |
| 1 g Natriumchlorid | = 17,1 mval Natrium und 17,1 mval Chlorid |
| 1 g Natriumbicarbonat | = 11,9 mval Natrium und 11,9 mval Bicarbonat |
| 1 g Kaliumchlorid | = 13,4 mval Kalium und 13,4 mval Chlorid |

**Azidose-Therapie.** Bei Benutzung von 8,4%iger Natriumbicarbonatlösung errechnet sich die notwendige Menge nach folgender Formel:
negativer Basenüberschuß × 0,3 × kg Körpergewicht = ml Natriumbicarbonatlösung (1 ml = 1 mval Bicarbonat)
Bei Tris-Puffer (Tham) lautet die Formel:
negativer Basenüberschuß × kg Körpergewicht = ml Tris

Zumindest Serum-Kalium und -Natrium sollen in bestimmten Abständen (in der frühen postoperativen Phase etwa alle 6 h) kontrolliert werden, um besonders bei forcierter Diurese den erhöhten Elektrolytverlust bedarfsgerecht ausgleichen zu können.

### 11.1.4 Wundabstriche, Steinanalyse
Nach der Operation ist darauf zu achten, ob intraoperativ ein Abstrich entnommen wurde. Abstriche werden sofort mit den Daten des

Tabelle 11.2. Mittlerer Elektrolytbedarf von Säuglingen, Kindern und Erwachsenen

| | Natrium | Kalium | Chlorid |
|---|---|---|---|
| Säuglinge, Kleinkinder | 30 mval/m$^2$ | 20 mval/m$^2$ | 30 mval/m$^2$ |
| Kinder, Erwachsene | 1,5 mval/kg | 0,7 mval/kg | 1,5 mval/kg |

Patienten beschriftet und mit Begleitschein in das bakteriologische Labor geschickt.

Nach einer Steinoperation sollten der Patient und dessen Angehörige das Konkrement in Ruhe betrachten können. Erst danach wird es zur Steinanalyse in das entsprechende Labor geschickt.

### 11.1.5 Verbandskontrolle

Zur allgemeinen postoperativen Versorgung gehört die regelmäßige Kontrolle des Wundverbandes. Bei stark blutigem Verband ist der Arzt zu verständigen. Ein sauberer und trockener Wundverband sollte nach der Operation nicht zu früh, sondern in der Regel erst am 2. oder 3. postoperativen Tag gewechselt werden.

## 11.2 Spezielle postoperative Versorgung

### 11.2.1 Transurethraler Blasenverweilkatheter

— Fixierung und Ableitung
— Dauerspülung (Ringspülung)
— Blasenspülung mit Blasenspritze (manuelle Spülung)
— Instillation von antibiotischen Lösungen

Blasenverweilkatheter sind durch den aufgeblockten Ballon selbsthaltend. Man kann sie bei unruhigen Patienten zusätzlich mit einem stegförmigen Pflasterstreifen an der Haut des Oberschenkels sichern.

Die Ableitung des Katheters erfolgt in einen sterilen Urinbeutel. Bei klarem Urin sollte die Verbindung von Katheter und Urinbeutel nur beim Beutelwechsel gelöst werden, um das Ableitungssystem zur Vermeidung aszendierender Infektionen möglichst geschlossen zu halten. Achten Sie darauf, daß der Urinbeutel in senkrechter Position am Bett befestigt ist. Ein Rückfluß von Urin aus dem Beutel in die Harnblase ist zu vermeiden.

Grundsätzlich sind für jede Art der Harnableitung sterile Urinbeutel zu bevorzugen, die einen Abflußhahn besitzen, so daß der häufige Beutelwechsel mit Unterbrechung der Verbindung von Katheter zu Urinbeutel entfällt.

Besonders nach der transurethralen Resektion (TUR) eines Prostataadenoms oder Blasentumors sowie nach offener Prostatektomie kann der Urin stark blutig sein. Die regelmäßige Kontrolle der Ausscheidung ist unerläßlich.

Zur *Dauerspülung der Blase* muß der Patient mit einem dreiläufigen Spülkatheter oder zusätzlich zum transurethralen Katheter mit einem suprapubischen Zystostomiekatheter versorgt sein. Die Spüllösung (Beutel oder Kanister mit 5–10 l) wird am Galgen des Patientenbettes aufgehängt und der zuführende Schlauch an den suprapubischen Katheter oder den Einlaufkanal des Spülkatheters angeschlossen. Die Geschwindigkeit des Einlaufs von Spülflüssigkeit richtet sich nach der Ausprägung der Harnblutung. Falls eine (stündliche) Bilanzierung angeordnet ist, müssen Sie die Menge der eingeflossenen Spüllösung natürlich von der Ausscheidung subtrahieren.

Da die Dauerspülung ein *geschlossenes Spülsystem* darstellt, ist das Infektionsrisiko geringer als bei intermittierender manueller Spülung. Dennoch kann es auch bei der Dauerspülung zur Verstopfung des drainierenden Katheters durch Blutgerinnsel (Koagel) kommen. Dann ist es unvermeidlich, das geschlossene Spülsystem zu unterbrechen und eine manuelle Blasenspülung vorzunehmen. Dabei ist aseptisches Arbeiten von größter Wichtigkeit.

Zur *manuellen Blasenspülung* benötigen wir sterile Kochsalzlösung (500 ml), eine sterile Blasenspritze (Einwegspritze) und Einwegnierenschalen. Folgende Methode hat sich zur manuellen Blasenspülung bewährt: Eine Plastikinfusionsflasche mit 500 ml physiologischer Kochsalzlösung wird mit einer sterilen Schere eingeschnitten und ein steriler Absaugkatheter in die geöffnete Flasche gesteckt. Mit der sterilen Blasenspritze kann die Spüllösung nun steril abgezogen werden. Die Verbindung von Blasenkatheter und Urinbeutel wird gelöst und die Spüllösung (30–50 ml) vorsichtig in die Blase instilliert und danach langsam aspiriert. Der Vorgang wird so lange wiederholt, bis die Spüllösung klar aus der Blase zurückkommt.

Läßt sich die durch den Katheter instillierte Lösung nicht aspirieren, dann entblocken Sie den Katheterballon und wiederholen den Spülvorgang. Nach erfolgreicher Blasenspülung muß der Ballon wieder mit der gleichen Flüssigkeitsmenge gefüllt werden.

Bleibt der Urin trotz häufiger Blasenspülung und ausreichender Selbstdurchspülung (Infusionen, Diurese) stark blutig, muß der Arzt gerufen werden.

Er wird entscheiden, ob der Katheter (nach Eingriffen an der Prostata) mit einem *Dauerzug* versehen wird. Dazu bindet man eine gefüllte 50-ml-Infusionsflasche mit einer schmalen Mullbinde an den Katheter und hängt die Flasche über das Brett am Fußende des Patientenbettes. Durch das Gewicht der frei hängenden Flasche wird der Ballon des Katheters in die Wundhöhle der Prostataloge hineingezogen und komprimiert blutende Gefäße.

Die Frage nach Notwendigkeit und Sinn der *Instillation antibiotischer Lösungen* in die Harnblase wird je nach Erfahrung unterschiedlich beantwortet. Soll eine Instillationsbehandlung durchgeführt werden, muß der Blasenkatheter nach der Instillation des Medikamentes etwa 20 min abgeklemmt werden, damit das Mittel wirken kann. Denken Sie daran, dem Patienten vor dem Abklemmen des Katheters keine Diuretika zu geben und vergessen Sie nicht, den Katheter wieder zu öffnen.

### 11.2.2 Suprapubischer Zystostomiekatheter

Ist ein Patient nach einem Eingriff an Harnblase oder Prostata mit einem suprapubischen Zystostomiekatheter versorgt (z. B. Pezzer-, Casper-, Cystofix-Katheter), gelten die gleichen pflegerischen Richtlinien wie beim transurethralen Verweilkatheter.

Bevor der suprapubische Katheter entfernt wird, sollte er für 1–2 Tage abgestöpselt werden, um die Möglichkeit zur restharnfreien Blasenentleerung zu prüfen. Dazu aspirieren Sie sofort nach der Miktion mit einer sterilen Spritze noch eventuell vorhandenen Restharn und vermerken die Menge auf der Kurve des Patienten. Gegebenenfalls ist die Restharnprüfung zu wiederholen.

Wenn der Patient die Blase restharnfrei entleert, kann der suprapubische Katheter gefahrlos gezogen werden. Vorher sollte aber unbedingt der Urin aus der Blase abgelassen werden.

Bestehen konstante Restharnmengen über 50 ml, sollten Sie den Arzt fragen, ob vor dem Entfernen des Katheters für einige Tage ein offen abzuleitender transurethraler Verweilkatheter eingelegt werden muß, um eine Urinextravasation aus der sich langsam verschließenden Zystostomieöffnung der Blase in das perivesikale Gewebe zu vermeiden.

### 11.2.3 Nephrostomiekatheter, Harnleiterschienen

– Fixierung und Ableitung
– Spülung

Besonders nach plastischen Eingriffen an Nierenbecken und Harnleiter kann der Patient mit einem Nephrostomiekatheter oder einer Harnleiterschiene (oder beidem) versorgt sein. Richten Sie sofort nach dem Eintreffen des Patienten aus dem OP Ihr Augenmerk auf die harnableitenden Katheter und lassen sich deren Bedeutung erklären. Zur Sicherheit sollen die Katheter beschriftet werden.

Grundsätzlich unterscheiden wir (Abb. 11.1):

den *großlumigen Nephrostomiekatheter*, der endständig transrenal in das Nierenbecken eingeführt ist oder die Niere als *Durchzugskatheter* drainiert.

den großlumigen Nephrostomiekatheter mit dünnem Fortsatz (*geschwänzter Nephrostomiekatheter*), wobei der Fortsatz als Schiene in den Harnleiter hineinragt (Abb. 11.2);

den großlumigen endständigen Nephrostomiekatheter mit parallel dazu herausgeleitetem dünnlumigen Harnleiterschienungskatheter (Splint);

den dünnlumigen, direkt aus dem Nierenbecken herausgeleiteten Katheter (*Pyelostomiekatheter*), der das Nierenbecken drainiert und gleichzeitig den Harnleiter schient;

den transvesikal oder transurethral herausgeleiteten dünnlumigen *Harnleiterschienungskatheter (Splint)* oder den gebräuchlichen *Ureterenkatheter*.

Diese Katheter (Ausnahme: Ureterenkatheter) sind üblicherweise durch Naht an der Haut befestigt. Sie sollten sicherheitshalber mit einem stegförmig angeklebten Pflasterstreifen an der Haut fixiert werden.

Falls nicht anders angeordnet, müssen harnableitende Katheter *offen abgeleitet* werden. Großlumige Nephrostomiekatheter werden direkt mit dem Schlauch eines sterilen Urinbeutels verbunden. Bei dünnlumigen Schienungskathe-

Spezielle postoperative Versorgung

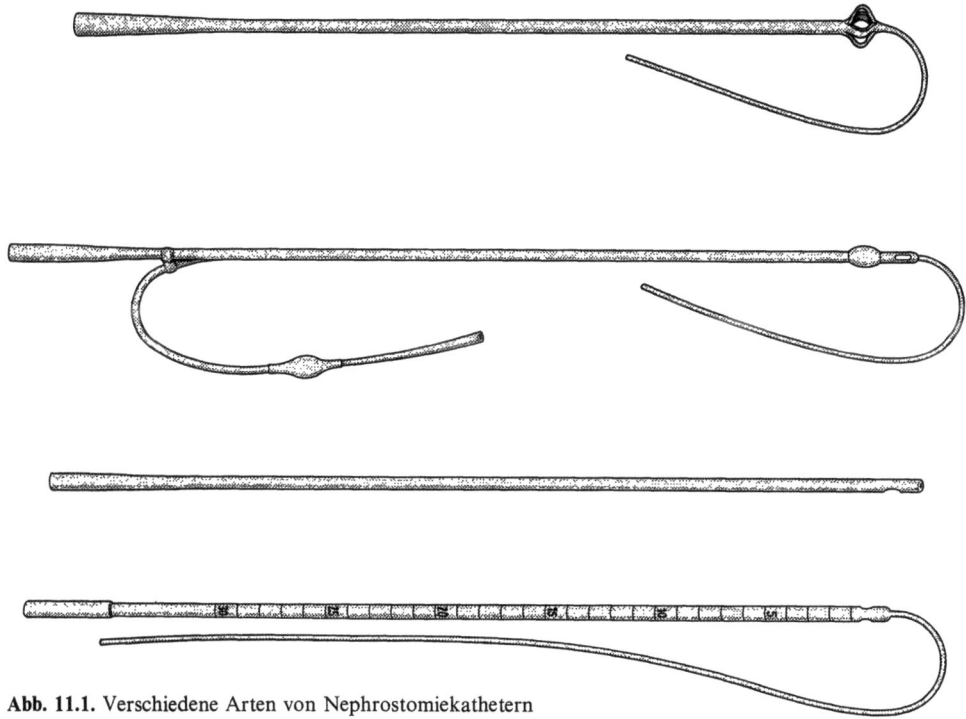

**Abb. 11.1.** Verschiedene Arten von Nephrostomiekathetern

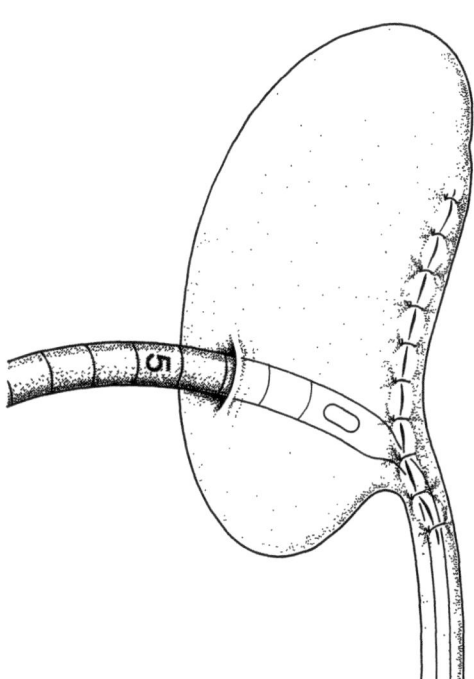

**Abb. 11.2.** Nierenbeckenplastik mit endständigem, geschwänzten Nephrostomiekatheter

tern (Splints) können Sie den Plastikeinsatz einer Braunüle fest in den Splint hineinstecken und den abgeschnittenen Schlauch des Urinbeutels über das freie Ende der Braunüle schieben. Die Verbindung eines UK mit dem Urinbeutel wurde bereits unter 8.2.3 beschrieben.

Nierenfistelkatheter und Harnleiterschienen dürfen nicht verstopfen. In der frühen postoperativen Phase sollte die Urinausscheidung über diese Katheter stündlich, später täglich aufgeschrieben werden. Beim Sistieren der Harnausscheidung ist der Katheter *vorsichtig* anzuspülen. *Maximale Spülmenge: 5 ml.*
Nephrostomiekatheter und Harnleiterschienen sollten täglich vom Arzt kontrolliert werden. Wechsel und Entfernen dieser Katheter sind ärztliche Aufgaben.

### 11.2.4 Sonstige spezielle postoperative Maßnahmen

Nach plastischen Eingriffen an Nierenbecken und Harnleiter muß der Patient bis zur Stabilisierung der neu geschaffenen Anastomosen für 5–7 Tage *Bettruhe* einhalten. Da die Schleimhaut des ableitenden Harntraktes (Uroepithel) nach operativen Eingriffen zumeist erheblich ödematös verquillt, empfiehlt sich für einige Tage eine abschwellende Therapie (z. B. Tanderil Supp.). Patienten, deren (Senk-)Niere durch Nephropexie fixiert wurde, müssen 5–7 Tage strikte Bettruhe einhalten. An den ersten drei postoperativen Tagen hat sich zusätzlich die *Kopftieflage* bewährt. Nach Hoden- und Nebenhodenoperationen wird das Skrotum durch ein unterlegtes *Hodenbällchen* aus Watte oder Zellstoff hochgelagert. Vor dem Aufstehen sollte der Patient ein straff sitzendes Suspensorium anlegen.

Sobald die *transrektal* herausgeleiteten Harnleiterschienen nach einer *Ureterosigmoideostomie* entfernt werden, sammelt sich der Urin im Dickdarm an. Da der Darm einige Substanzen (z. B. Ammoniumchlorid) aus dem Harn resorbiert, entwickelt sich eine *hyperchlorämische Azidose*, die zeitlebens durch Einnahme von Natriumbicarbonat ausgeglichen werden muß. Im Rahmen der Azidose kann es zur *Hypokaliämie* kommen! Die postoperative Einstellung auf die zur Kompensation der Azidose notwendige Dosis Natriumbicarbonat macht die engmaschige Kontrolle des Säuren-Basen-Haushaltes (Astrup) erforderlich.

Die diagnostischen, prä- und postoperativen Maßnahmen in der *Kinderurologie* unterscheiden sich prinzipiell nicht von der Erwachsenenurologie. Jedoch werden auch kleinere diagnostische Eingriffe bei Kindern stets in Allgemeinnarkose durchgeführt. Mit Analgetika und Sedativa sollte in der frühen postoperativen Phase nach kinderurologischen Eingriffen nicht gespart werden. Bewährte Medikamente sind:

*zur Sedierung:*
| | |
|---|---|
| Chloralhydrat-Rectiole | 20 – 40 mg/kg |
| Atosil | 0,5 mg/kg i.m. |
| Valium | 0,5 mg/kg i.m./i.v |

*zur Analgesie:*
| | |
|---|---|
| Dolantin | 0,1 mg/kg i.m. |
| Morphin | 1,0 mg/kg i.m. |

*zur Sedierung und Analgesie* (auch zur Prämedikation):
| | |
|---|---|
| Thalamonal | 0,015 ml/kg |

Die postoperative Intensivüberwachung nach einer *Nierentransplantation* zählt zu den schwierigsten Aufgaben des Pflegepersonals. Ein Transplantierter darf gleichsam nie aus den Augen gelassen werden, da sich seine vitalen Funktionen innerhalb kürzester Zeit dramatisch ändern können. Harnausscheidung, Puls und Blutdruck sind stündlich zu kontrollieren, Körpergewicht und Temperatur mindestens dreimal pro Tag. Ein kompletter Blutstatus mit Serum-Elektrolyten, harnpflichtigen Substanzen, Gerinnung, Blutzucker und großem Blutbild mit Thrombozyten ist in der frühen postoperativen Zeit zweimal pro Tag erforderlich. Tägliche Urinbakteriologie und endogene Kreatinin-Clearance gehören ebenso zur Routine wie der täglich vorzunehmende Rachenabstrich. Die minutiöse Flüssigkeitsbilanzierung zur Vermeidung von Überwässerung und Hypertonie ist genauso wichtig wie das frühzeitige Erfassen aller Veränderungen im Verhalten des Patienten, die beispielsweise auf eine sich anbahnende Abstoßungsreaktion hinweisen können. Das Spektrum der pflegerischen Aufgaben zur Betreuung von nierentransplantierten Patienten kann im Rahmen dieses Buches nicht abgehandelt werden, so daß wir den Interessierten auf spezielle Literatur (s. S. 56) verweisen müssen.

# 12 Nomogramm zur Ermittlung der Körperoberfläche aus Größe und Gewicht

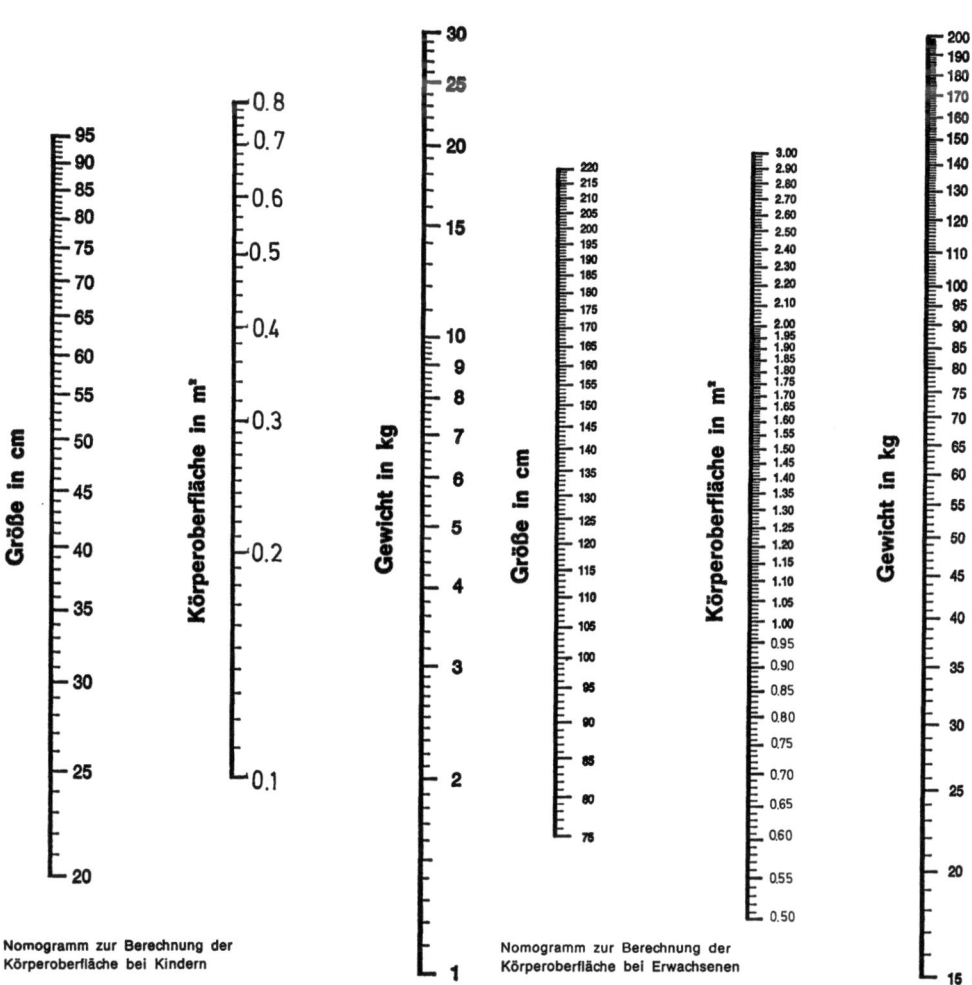

Verbinden Sie Körpergröße und Gewicht durch eine gerade Linie. Der Schnittpunkt dieser Geraden mit der mittleren Skala ergibt die Körperoberfläche.

# 13 Weiterführende Literatur

Alken CE (1973): Leitfaden der Urologie. Thieme, Stuttgart

Palmtag H (1977): Praktische Urodynamik. Fischer, Stuttgart

Sökeland J (1976): Urologie für Krankenschwestern und Krankenpfleger. Thieme, Stuttgart

Uldall PR (1980): Nierenerkrankungen, Dialyse, Transplantation für Krankenpflegeberufe. Übersetzt, bearbeitet und ergänzt von HW Asbach und K Dreikorn. Thieme, Stuttgart

Völter D (1978): Kompendium der Urologie. Fischer, Stuttgart

# 14 Sachverzeichnis

Addis-Count 18
Adnexitis 9
Albarran 2
–, Hebel 33
Allgemeinstation 42 ff.
–, allgemeine postoperative Versorgung 49 ff.
–, Ausstattung 42
–, Diagnostik 42 f.
–, Maßnahmen am OP-Tag 46
–, Maßnahmen bei stationärer Aufnahme 42
–, spezielle postoperative Versorgung 51 ff.
Algurie 9
Ambulanz 6 ff.
–, Labor 7
–, Endoskopieraum 7
–, Funktionstrakt 6
–, Instrumentenraum 7
–, Raumaufteilung 6
–, Röntgenraum 7
–, Untersuchungskabine 7
–, Urinlabor 6
Anamnese 11
Antibiogramm s. Urinbakteriologie
Antibody-Coating 19
Anurie 9 f.
–, postrenale 10
–, prärenale 10
–, renale 10
Appendizitis 9
Aräometer 44
Astrup 20
–, Formel 50
Ausscheidungsurogramm 21 ff.
–, Allgemeine Hinweise 23
–, Harnleiterkompression 21
–, Infusionsurogramm 21
–, Kompressionsurogramm 21
–, Kontrastmitteldosierung 21
–, Kontrastmittelreaktion 23
–, „Leeraufnahme" 21
–, Miktionsaufnahme 21
–, Spätaufnahmen 22
–, Stehaufnahme 21
–, Strahlenschutz 26
–, Veratmungspyelogramm 22
–, Vorbereitung 21, 43 f.
Azidose, hyperchlorämische 54
Azidose-Therapie 50

Bakteriurie 19
Blase s. Harnblase

Blasen-PE s. Harnblasen-PE
Blasenpunktion s. Harnblasenpunktion
Blutbild 20
Blutgasanalyse s. Astrup
Bluthochdruck s. Hypertonie
Bougierung 30 f.
Bowmansche Kapsel s. Nephron

Casper s. Katheter
Charrière 1, 27 f.
Chlamydien 19
Clearance s. endogene Kreatinin-Clearance
Colliculus seminalis 4
Colon-Conduit s. Conduit
Computertomographie 26
Conduit 38
Corpus cavernosum 4
Corpus spongiosum 4
Cystofix-Katheter 29, 30

Dauerspülung s. Operationen
Desinfektionstupfer 14
Detorquierung s. Hoden
Diabetes mellitus 11, 18
–, präoperative Einstellung 44
Diamentorkammer 26
Diaphanoskopie 12
Dormia-Schlinge 31
Dysurie 9

Einmalkatheter s. Katheter
Einverständniserklärung 46
Eiweiß 18
–, quantitativ 45
Ejakulat 19
Elektrokoagulation 35
–, Harnblasen-PE 35
–, indifferente Elektrode 35
–, Koagulationssonde 35
Elektrolyte 20
–, Bedarf 50
–, Urin 45
Embolieprophylaxe s. Operationen
Endogene Kreatinin-Clearance 44 f.
– –, Berechnungsbeispiel 45
Endoskope 30 ff.
–, Arbeitseinsatz 34
–, Aufbewahrung 39 f.
–, Desinfektion 40
–, Kaltlichtprojektor 30
–, Metallschaft 30

Sachverzeichnis

Endoskope, Pflege 39f.
–, Reinigung 40
–, Sterilisation
–, Urethroskop 30
–, Zystoskop 30
Endoskopieraum s. Ambulanz

Fremdkörper 9
Funktionstrakt s. Ambulanz
Fußpunkt 32

Geschichte der Urologie 1
Gicht 11
Glans penis 4
Gleitmittel 16
Glomerulus s. Nephron
Glukosurie 18

Hämaturie 8, 10
Hämoglobinurie 18
Harn s. Urin
Harnableitung 28ff.
–, Cystofix-Katheter 29
–, Suprapubische 29f.
Harnbereitung s. Nierenphysiologie
Harnblase 3ff.
–, Entleerungsstörung 12
–, Probe-Exzision (PE) 35
–, Punktion 16f.
–, Tamponade 9, 35
Harnleiter 3
–, Schiene 37f., 52f.
–, Splint 52
Harnröhre 4, 5
–, Ausfluß 12
–, Karunkel 12
–, Klappen 9
–, Meatus 4, 12
–, Meatusstenose 9
–, Striktur 9
–, Weite 4
Harnverhaltung 9
Harnwege 3ff.
Harnwegsinfektion 11
Hautpflege s. Stoma
Hemmstoffe 18
Henle-Schleife 3
Histoacryl 33
Hoden 4f., 10
–, Bällchen 54
–, Detorquierung 10
–, Torsion 10
–, Tumor 10
Hydatide 1, 10
Hydronephrose 12
Hydrozele 10
Hygiene 11
Hyperchlorämische Azidose 54
Hypertonie 11, 13

Ileum-Conduit s. Conduit

Induratio penis plastica 12
Infusionstherapie s. Operationen
Infusionsurogramm s. Ausscheidungsurogramm
Instrumentenraum s. Ambulanz

Kalibrierung 27, 30f.
Kapillarschlingen s. Nephron
Karaya-Beutel s. Stomabeutel
Katheter 27ff.
–, Auge 28
–, Ballon-Ureterkatheter 27
–, Blasenverweilkatheter 49
–, Casper 28
–, Desinfektion 39f.
–, Einmalkatheter 15
–, Größe 27
–, Harnleiterschienen 52f.
–, Invaginationskatheter 15
–, Kalibrierungskatheter 27
–, Material 30
–, Mercier 28
–, Nelaton 28
–, Nephrostomie 37, 52f.
–, Pezzer 28
–, Reinigung 39
–, Schlinge 27
–, Spitze 27, 28
–, Splint 52f.
–, Spülkatheter 27
–, Staehler 28
–, Tiemann 28
–, Ureterkatheter 25, 27, 30f., 32ff.
–, Verweilkatheter 51
–, Woodruff 27, 32
–, Zeiss-Schlinge 27, 31
Katheterismus 15ff.
Katheterurin 14f.
Kavographie 26
Keimzahl 18
Kinderurologie 54
–, Analgesie 54
–, Sedierung 54
–, Klebebeutel s. Urin
Knochenszintigraphie 26
Körperoberfläche 45
–, Nomogramm 55
Kompressionsurogramm s. Ausscheidungsurogramm
Kontrastmittelreaktion s. Ausscheidungsurogramm
Kreatinin-Clearance
   s. endogene Kreatinin-Clearance

Laborchemische Untersuchungen 20ff.
– –, Normalwerte, Serum 20, 43
– –, Urin 45
v. Lichtenberg 2
Literatur 56
Lymphangiographie 26

Meatus 4, 12
–, Stenose 9

58

Medikamente 40 f.
–, Diagnostik 41
–, Notfall 41
Mercier 1
–, Katheter 28
Miktiogramm 23
Miktionsschmerz 9
Miktionsstuhl 23
Miktions-Zysto-Urethrogramm (MCU) 23, 25
Mittelstrahlurin s. Urin
Morgagni 1
–, Hydatide 1, 10
Mumps 11
Mykoplasmen 19

Narkoserisiko s. Operationen
Nebenhoden 4 f., 10
Nelaton s. Katheter
Nephron 3 f.
–, afferente Arteriole 3
–, Bowmansche Kapsel 3
–, efferente Arteriole 3
–, Glomerulus 3
–, Kapillarschlingen 3
–, Tubulus 3
Nephrostomiekatheter 37 f.
Neurologische Untersuchung 12 f.
Niere 3 ff.
–, Anatomie 5
–, Kelch 3
–, Einriß 9
–, Kolik 8 f.
–, Nierenbeckenkelchsystem 3
–, Papille 3, 10
–, Physiologie 3
–, Schmerz 8
–, Senkniere 11
–, Tuberkulose 11
–, Untersuchung 11 f.
–, Vene 3
–, Zyste 12
Nierenangiographie 26
Nierenarterienembolie 9
Nierenbeckenkelchsystem s. Niere
Nierenfunktionsszintigraphie 26
Nierenkolik s. Niere
Nierenstein 8 f., 10
Nierenvenenthrombose 9
Nierentumor 12
Nitrit s. Urin
Nitze 1
Normalwerte 20, 43, 45
Notfallmedikamente 40 f.

Obstruktion 9
Operationen 46 ff.
–, Azidose-Therapie 50
–, Dauerspülung 51
–, Drainagen 49
–, Elektrolytbedarf 50
–, Elektrolytbilanz 49 f.

–, Embolieprophylaxe 46
–, Flüssigkeitsbedarf 50
–, Flüssigkeitszufuhr 49 f.
–, große Eingriffe 47
–, Harnableitungen 52 f.
–, Hodenbällchen 54
–, Infusionstherapie 50
–, Katheter 51
–, Pflege 51 ff.
–, kleine Eingriffe 47
–, mittlere Eingriffe 47
–, Narkosegespräch 46
–, Narkoserisiko 46
–, OP-Einverständniserklärung 46
–, postoperative Versorgung 49 ff.
–, Prämedikation 46
–, Rasur 48
–, Restharn 52
–, Ringspülung 51
–, Thromboseprophylaxe 46
–, Verbandskontrolle 51
–, Vitalfunktionen 49
–, Vorbereitung 46
–, Wundabstrich 50

Papille s. Niere
Paraphimose 10, 12
Penis 12
–, Klemme 16
Pezzer s. Katheter
pH s. Urin
Pilze 19
Phenacetin 9
Postoperative Versorgung s. Operationen
Prämedikation s. Operationen
Primärharn 3
Prostata 4
–, Adenom 9
–, Karzinom
Prostatabiopsie 35
–, allgemeine Hinweise 36
–, Gefahren 36
–, Lagerung 37
–, perineal 35, 36
–, Saugbiopsie 35, 36
–, transrektal 35, 36
–, Tru-Cut-Biopsienadel 36
Prostatitis 12
Proteinurie 18
Pyelographie s. retrograde Pyelographie
Pyelonephritis 12

Rasur s. Operationen
–, Tabelle 48
Reflux 23, 25
Reflux-Zystogramm s. Miktions-Zysto-
   Urethrogramm
Rektale Untersuchung 12
Resistogramm s. Urinbakteriologie
Restharn 52
Retrograde Pyelographie 23, 25, 30 f., 33

Sachverzeichnis

Retrograde Pyelographie, Kontrastmitteldosis 33
Retrogrades Urethrogramm 23
Ringspülung s. Operationen
Röntgenraum s. Ambulanz
Röntgenuntersuchung 21 ff.
Rückresorption 3

Sammelrohr 3
Sammelurin s. Urin
Samenbläschen 4
Saugbiopsie s. Prostatabiopsie
Schlauchverbinder 33, 38
Schlingenbehandlung 33
Schlingenkatheter s. Katheter
Schmerzsymptomatik 8 ff.
Schwedentrunk 48
Sedierung 41
Sekretion 3
Senkniere s. Niere
S. I.-Einheiten 20, 43, 45
Simon 1
Skelettszintigraphie 26
Skrotalhernie 10
Sonographie 26
Spätaufnahmen s. Ausscheidungsurogramm
Spermatozele 12
Spezifisches Gewicht s. Urin
Spindelaräometer 44
Splint s. Katheter
Spontanurin s. Urin
Staehler s. Katheter
Steinanalyse 50
Stoma 38 f., 47
–, Beutel 38
–, Hautpflege 39
–, Pflege 38 f.
–, Stomahesive-Platte 39
Strahlenschutzbestimmungen 26
–, Filmdosimeter 26
–, Stabdosimeter 26
suprapubische Punktion s. Harnblase

Tamponade s. Harnblasentamponade
Tiemann s. Katheter
Tomographie 22 f.
Torsion s. Hoden
Trichomonaden 19
Tru-Cut-Biopsienadel s. Prostatabiopsie
Tuberkulose 19
–, Kultur 19
–, Tierversuche 19
–, Ziehl-Neelsen-Färbung 19
Tubulus s. Nephron

Übersichtsaortographie 26
Ultrafiltrat 3
Ureterkatheter s. Katheter
Ureterosigmoideostomie 47
–, „Schwedentrunk" 48
–, Vorbereitung 47
Urethroskop s. Endoskope
Urethro-Zystoskopie 30
Urikult 18
Urin 3, 14 ff.
–, Aminosäuren 45
–, Aufbereitung 14
–, Bakteriologie 14, 18 f.
–, Diagnostik 17 ff.
–, Eiweiß 17, 45
–, Farbe 17
–, Gewinnung 14
–, Klebebeutel 14
–, Kristalle 17
–, Labor 14
–, Mittelstrahlurin 14
–, Nitrit 17
–, Normalwerte 45
–, pH 18
–, Sammelurin 44 f.
–, Sediment 18
–, Spezifisches Gewicht 44
–, Spontanurin 14
–, Status 14
–, Stoma s. Stoma
–, Untersuchung 14
–, Zucker 17
Uroflowmeter 23
Urogenitaltrakt 5
Urogramm s. Ausscheidungsurogramm
Urologische Ambulanz s. Ambulanz
Urologische Operationen s. Operationen
Urologische Station s. Allgemeinstation
Urometer 44

Varikozele 10, 12
Veratmungspyelogramm s. Ausscheidungsurogramm
Verweilkatheter 29
Viren 19
Voelcker 2

Woodruff s. Katheter
Wundabstrich 50

Zeiss-Schlinge 32
–, Fußpunkt 32, 33
Ziehl-Neelsen s. Tuberkulose
Zyste s. Niere
Zystitis 9, 12
Zystogramm 23
Zystoskop s. Endoskope

*Anaesthesie – Intensivmedizin*

Herausgeber: F. W. Ahnefeld, W. Dick, M. Halmágyi, H. Nolte, T. Valerius

**Weiterbildung 1: Richtlinien. Lehrplan. Organisation**

1975. XIII, 204 Seiten
DM 24,–
Mengenpreis as 20 Exemplare: DM 19,20
ISBN 3-540-07115-6

M. Halmágyi, T. Valerius
**Weiterbildung 2: Praktische Unterweisung. Intensivbehandlungsstation – Intensivpflege**

1975. 67 Abbildungen. VIII, 120 Seiten
DM 24,–
Mengenpreis ab 20 Exemplare: DM 19,20
ISBN 3-540-07213-6

M. Halmágyi, T. Valerius
**Weiterbildung 3: Praktische Unterweisung. Punktion. Injektion – Infusion – Transfusion. Gefäßkatheter**

1976. 60 Abbildungen. VII, 120 Seiten
DM 28,–
Mengenpreis ab 20 Exemplare: DM 22,40
ISBN 3-540-07723-5
Auch als Diaserie lieferbar

M. Halmágyi, T. Valerius
**Weiterbildung 4: Praktische Unterweisung. Sonde – Drainage – Katheter – Endoskopie**

1980. 48 Abbildungen. VIII, 137 Seiten
DM 36,–
Mengenpreis ab 20 Exemplare: DM 28,80
ISBN 3-540-08737-0

*Innere Medizin – Intensivmedizin*

Herausgeber: M. Alcock, P. Barth, K. D. Grosser, W. Nachtwey, G. A. Neuhaus, F. Praetorius, H. P. Schuster, M. Sucharowski, P. Wahl

S. M. Brooks
**Fortbildung 1: Grundlagen des Wasser- und Elektrolythaushaltes**

Deutsche Bearbeitung von H. P. Schuster, H. Lauer
Übersetzt aus dem Amerikanischen von G. Kaiser, M. Kaiser
1978. 27 Abbildungen, 13 Tabellen. XIII, 67 Seiten
DM 18,–
Mengenpreis ab 20 Exemplare: DM 14,40
ISBN 3-540-08429-0

J. M. Krueger
**Fortbildung 2: Überwachung des zentralen Venendrucks**

Übersetzt aus dem Amerikanischen von G. Kaiser, M. Kaiser
1978. 51 Abbildungen. IX, 60 Seiten
DM 9,80
Mengenpreis ab 20 Exemplare: DM 7,85
ISBN 3-540-08574-2

H. P. Schuster, H. Schönborn, H. Lauer
**Fortbildung 3: Schock**

Entstehung, Erkennung, Überwachung, Behandlung
1978. 39 Abbildungen, 10 Tabellen. X, 65 Seiten
DM 19,80
Mengenpreis ab 20 Exemplare: DM 15,85
ISBN 3-540-08736-2

**Springer-Verlag
Berlin Heidelberg New York**

Buchreihe zur Fort- und Weiterbildung
in der Krankenpflege

## Fachschwester – Fachpfleger

*Operative Medizin*
Herausgeber: G. Gille, B. Horisberger, B. Kaltwasser,
K. Junghanns, R. Plaue

G. Feldkamp, E. Koch
**Der Brandverletzte. Behandlung – Pflege – Organisation**
1980. Etwa 68 Abbildungen. Etwa 180 Seiten
ISBN 3-540-08734-6
In Vorbereitung

J. Hamer, C. Dosch
**Neurochirurgische Operationen**
Weiterbildung. Mit einem Geleitwort von K. Junghanns
1978. 80 Abbildungen. IX, 78 Seiten
DM 28,–
Mengenpreis ab 20 Exemplare: DM 22,40
ISBN 3-540-08631-5

W. Saggau, T.-R. Billmaier
**Herz- und Gefäßoperationen**
Weiterbildung
1979. 110 Abbildungen. VIII, 104 Seiten
DM 36,–
Mengenpreis ab 20 Exemplare: DM 28,80
ISBN 3-540-08735-4

J. Menzel, B. Dosch
**Neurochirurgie**
Prae- und postoperative Behandlung und Pflege. Fortbildung
Geleitwort von K. Junghanns
1979. 40 Abbildungen, 1 Tabelle. IX, 48 Seiten
DM 29,50
Mengenpreis ab 20 Exemplare: DM 23,60
ISBN 3-540-09284-6

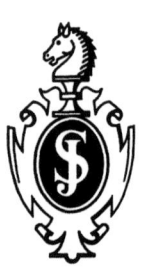

Springer-Verlag
Berlin
Heidelberg
New York

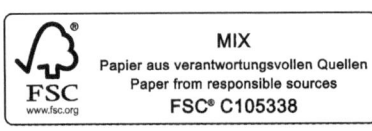

If you have any concerns about our products,
you can contact us on
**ProductSafety@springernature.com**

In case Publisher is established outside the EU,
the EU authorized representative is:
**Springer Nature Customer Service Center GmbH
Europaplatz 3, 69115 Heidelberg, Germany**

Printed by Libri Plureos GmbH
in Hamburg, Germany